BOLS LÉNITIFS.

IMPRIMERIE DE DAVID,
RUE DU POT-DE-FER, N° 14 (F. S. G.).

LE PLUS DOUX

ET LE PLUS SALUTAIRE

DES PURGATIFS,

OU

OBSERVATIONS ET RÉFLEXIONS

SUR LES MERVEILLEUX EFFETS

DES BOLS DITS LÉNITIFS.

Par L. P. CHARRIER,

DOCTEUR EN MÉDECINE DE LA FACULTÉ DE PARIS.

A PARIS,

Chez l'Auteur, rue de Grenelle-St.-Germain, n° 28 ;

Chez {
MÉQUIGNON-MARVIS, Libraire, rue de l'École-de-Médecine, n° 3 ;
MONGIE l'aîné, Boulevard Poissonnière, n° 18 ;

1822.

Ce Remède se trouve chez M. OULÈS, Pharmacien, rue de Grenelle-St.-Germain, Nº 29, à Paris, qui en a le dépôt général.

La boîte est composée de 36 Bols et se vend 5 francs. On fera une remise aux personnes qui en prendront plusieurs.

A MADAME

LA MARQUISE DE LESPINAY.

MADAME,

Lorsque la Faculté de Médecine de Paris, en me conférant le titre de docteur, m'imposa l'obligation de propager les maximes d'Hippocrate, monsieur le Marquis de Lespinay, votre époux, me permit de lui dédier le premier fruit de mes travaux, dans l'art de guérir ; je le lui présentai comme un faible hommage de ma reconnaissance, pour l'intérêt, l'attachement et l'amitié qu'il m'avait toujours témoignés. Souffrez, Madame, qu'aux mêmes titres, je vous offre aujourd'hui, un opuscule sur mes Bols Lénitifs, sur l'efficacité desquels j'ai eu l'honneur de vous entretenir.

J'espère, Madame, que vous ne vous trouverez jamais dans la nécessité de faire usage de ce purgatif bienfaisant ; mais, si la providence, dans son impénétrable sagesse, trompait mes vœux et mon espérance, je me trouverais alors trop heureux, Madame, d'avoir découvert un remède salutaire à la conservation de vos jours, si précieux pour les pauvres, dont vous êtes le soutien ; et chère à tous ceux qui ont le bonheur de vous connaître.

Je suis avec la plus profonde vénération,

Madame la Marquise,

Votre très - humble et très-dévoué serviteur,

L. P. CHARRIER, D. M. P.

PRÉFACE.

Depuis le moment où j'ai commencé à suivre des cours de médecine (en 1808) soit en province, soit à Paris, et plus encore dans la pratique habituelle de ce bel art, jusqu'à ce jour, je n'ai cessé de gémir sur l'état où se trouve l'espèce humaine ; sur des êtres dont l'existence est si courte qu'elle paraît presqu'un songe : frêle et délicate à chaque pas qu'elle fait dans ce monde, l'espèce humaine n'est elle pas menacée par mille accidens qui traînent à leur suite une foule de maux ?

Sommes nous atteints de douleurs, d'incommodités, de souffrances de tout genre, nous cherchons des remèdes à nos maux.

Nous savons, il est vrai, que la nature veille sans cesse au maintien ou au rétablissement de l'équilibre des fonctions de notre économie; mais cette sentinelle bienveillante est-elle toujours assez puissante ? Le médecin est donc obligé de venir à son secours, mais, quel auxiliaire emploie-t-il ? hélas ! on le sait trop , une santé chancelante , et presque toujours des infirmités l'attestent tous les jours.

L'émétique (tartre stibié.) l'émétocathartique , l'ipécacuanha , le jalap et autres poudres de ce genre ; les résines et les gommes résines de ces substances; les médecines noires dans lesquelles entrent la manne , la casse , le sulfate de soude (sel de glauber) ; le sel d'epsom et autres ; le tamarin , le séné , les follicules de séné etc..... Voilà les remèdes que l'on employe ! outre que ces remèdes sont amers , salés , âcres, très-désagréables à prendre, ils entraînent et laissent après eux une foule de maux et d'afflictions.

Combien de fois , n'ai-je pas été témoin , dans les hopitaux et dans ma pratique , des accidens qui suivent l'usage de l'émétique (1) et pour

____

(1) Nos ayeux avaient bien raison de dire, quand ils prenaient de l'émétique , que c'était pour

mieux dire de tous ces remèdes ,
qu'il est survenu et resté aux malheu-
reux qui en avaient pris , des gastrites
ou inflammations de la membrane
muqueuse de l'estomac ; des phlogoses de tous les organes abdominaux ;
dss affections nerveuses de ces viscères
et même de toute l'économie, (1) accidens qui les conduisaient tôt-ou-tard
au tombeau.

Après avoir examiné les dangers
sans nombre auxquels l'humanité est
exposée journellement en faisant usage
de ces drogues dangereuses , j'ai pensé
que ce serait lui rendre un véritable
service, que de me livrer à la recherche
d'un remède qui , en écartant tous les

---

la vie ou la mort. Ce remède en effet présente
tant de dangers , que s'il ne moissonne pas sur-le-
champ il laisse souvent après lui une infinité d'accidens . de maladies qui font mourir lentement
dans les angoises terribles de la douleur.

On peut consulter M. Broussais de Paris , célèbre
médecin de nos jours, son ouvrage sur les phlég-
masies chroniques, en fourmille d'exemples.

(1) L'épilepsie ou mal caduc , et beaucoup d'autres aussi désagréables.

incouvéniens de ceux employés jusqu'à ce jour, réunirait seul les avantages appropriés et les vertus spécifiques; j'y suis enfin parvenu après plusieurs années de réflexions, d'expériences et d'observations.

Ce remède porte le nom de bols lénitifs (1).

___

(1) Lénitif, qui adoucit, qui calme les douleurs en tempérant ou expulsant l'acrimoine des humeurs.

LE PLUS DOUX

ET LE PLUS SALUTAIRE

DES PURGATIFS.

OU

OBSERVATIONS ET RÉFLEXIONS SUR LES MER-
VEILLEUX EFFETS DES BOLS DITS LÉNITIFS.

Ces bols purgent par le haut et particulièrement par le bas : on peut les appeller
à juste titre le purgatif par excellence ; autant pour la douceur de leur action sur le
système digestif, que pour leurs effets gé-
néraux sur l'économie animale.

Ce qu'on croira avec peine et cependant
ce qui est la vérité même, c'est que ces
bols ne purgent qu'en raison de la dispo-
sition et du besoin qu'ont les organes de se
nettoyer ; c'est-à-dire, que s'il y a peu ou
point de bile à évacuer, ils ne feront point
vomir, ils purgeront seulement par le
bas.

La vésicule biliaire mise en contraction,
se vide dans le duodénum par les canaux
cystique et cholédoque; delà, la bile se dirige presque toute par les voies basses et
entraîne avec elle toutes les matières impures qui se trouvent sur son passage ; de

cette manière, comme on ne doit pas en douter, la purgation est on ne peut plus douce.

Ces bols outre leurs vertus purgatives, sont fébrifuges, diaphorétiques, donnent de l'appétit, expulsent les vers, dépurent la masse du sang et celle des humeurs; sont propices contre l'anasarque, les hydropisies, tempèrent les demangeaisons de la peau, causées par la gale, les dartres; et dissipent ou diminuent beaucoup les douleurs goutteuses, rhumatismales et autres.

Ces bols sont tellement fébrifuges que je pourrais citer plusieurs personnes de la commune des Herbiers, atteintes, les unes de fièvre tierce, les autres de fièvre quarte, qui ont fait usage de mes bols, et quoi qu'en trop petite quantité pour qu'ils produisissent les effets qu'on doit en attendre comme purgatif, on a vu néanmoins la fièvre de ces personnes disparaître en peu de temps.

Je ne veux pas dire pour cela que mes bols doivent toujours être préférés au quinquina dans une pareille circonstance; mais on verra dans le cours de cet ouvrage que toutes les personnes qui avaient des fièvres compliquées d'embarras gastrique ou intestinaux ont été promptement et complettement guéries en faisant usage de ces bols.

Je conseille de prendre la médecine le matin du jour de la fièvre, non pas dans la fièvre, ni au moment de son invasion, mais au moins trois ou quatre heures auparavant, autant que possible.

Comme je l'ai dit, ces bols sont un purgatif très-commode et très-doux : quand on les a avalés, ils ne donnent point de mauvais rapports à la bouche ; et n'ayant rien de dégoutant ni de répugnant, ils sont très faciles à prendre, n'abiment point l'estomac, de la personne qui en use, comme font les émétiques ; (1) les méde-

____

(1) On est tellement prévenu et avec raison contre l'émétique, que bien des gens ne le prennent qu'en tremblant et d'autres n'en veulent pas dutout. Le médecin n'ayant connu jusqu'ici pour y suppléer aucun autre remède aussi facile à prendre et aussitôt prêt ; surtout pour les habitans de la campagne, se trouve donc dans la nécessité d'employer la ruse et de tromper son malade pour lui faire prendre cet émétique, soit en le lui présentant sous un autre nom, soit en lui faisant perdre sa couleur blanche, parcequ'on sait que c'est-là sa couleur naturelle ; mais bientôt ce tartre stibié ou émétique faisant sentir toute sa violence, ne laisse dans l'âme de celui qui l'a pris, que craintes funestes pendant qu'il produit son action ; craintes autorisées par les douleurs et les fatigues que l'on ressent de ses effets qui, la plupart du temps délabrent le corps, même le mieux constitué, et augmentent par là la maladie au lieu de la diminuer.

cines en poudre, les vomi-purgatifs, les pilules, les grains sous différens noms ; remèdes violens qui brûlent l'estomac, délabrent le corps le mieux constitué ; et comme les médecines noires, (qu'on appelle improprement médecines douces,) qui sont amères, salées, âcres, mauvaises à boire et qui répugnent long-temps (1).

Ces bols réunissent toutes les qualités qu'on peut désirer sans avoir le désagrément et les inconvéniens des autres pur-

---

Eprouvant dans l'administration de l'émétique les mêmes difficultés que mes confrères, j'avouerai que j'ai employé les mêmes ruses qu'eux jusqu'au jour ou j'ai fait la découverte de mes bols lénitifs.

(1) Combien de personnes qui, étant indisposées, refusent de se purger à temps et par là laissent aggraver leur état, de manière à ce que souvent elles n'offrent plus d'espoir, lorsqu'elles se soumettent à l'ordonnance du médecin. cela vient, de ce qu'elles redoutent les effets pernicieux des drogues dont je viens de parler. Ces personnes sont à l'abri de ces catastrophes avec mes bols ; ils n'accumulent pas les incommodités ; au contraire, ils les dissipent promptement. On peut en prendre avec sécurité ; on sera bientôt débarrassé de ses souffrances ; on sera bientôt rappelé à la vie, à la santé, en les employant de bonne heure ; au lieu qu'on court à la mort, en s'abandonnant aux effets destructeurs de la maladie, ou en prenant de ces drogues incendiaires.

gatifs. Il suffit d'en avoir fait usage, seulement une fois, pour savoir les apprécier. (1)

De l'émétique.

On conviendra que mon remède est bon, qu'il peut remplacer l'émétique dans bien des circonstances ; mais non pas, dira-t-on, dans les apoplexies sanguines, bilieuses, muqueuses, vermineuses etc..

Il ne me sera pas difficile de répondre à cette objection. L'émétique dans cette circonstance n'agit sur l'estomac, qu'à fortes doses, son effet est nul sur les intestins : je l'ai souvent vu (quoique la sensibilité soit en partie émoussée) déterminer l'aphlogose de l'estomac, la rupture de quelques vaisseaux capillaires ; et tout en voulant remédier à une maladie grave, on tombait dans une autre plus grave.

L'émétique dans ces maladies, comme je l'ai dit plus haut, n'agit donc sur l'estomac qu'à fortes doses, et le plus souvent ce n'est pas là qu'il faudrait que son action se portât, mais bien sur les intestins.

Pourquoi perd on si souvent ses malades dans ces affections ? C'est qu'on a et qu'on

---

(1) M. Audé, notaire à Réaumur, qui les a employés, l'a bien reconnu et a dit : on peut s'en servir impunément.

ne veut pas abandonner la manie de donner à vomir, autant pour opérer une dérivation (1) que pour évacuer ; procédés pernicieux et funestes.

D'ou vient que le sang, la bile, la sérosité se transportent momentanément et avec vélocité au cerveau ? cela vient 1°. de ce que ces fluides sont attirés à la tête par une plus grande irritation que d'ordinaire; 2°. qu'ils se trouvent gênés dans leurs cours par la présence de matières alvines, par des humeurs, qui étant en trop grande quantité dans les intestins, compriment le foie, la rate, le pancréas, les reins etc..... En les expulsant, le sang trouve plus d'accès dans l'abdomen et dans les extrémités inférieures, ainsi donc la circulation reprend son cours et l'équilibre se rétablit.

Dans une apoplexie vermineuse où les vers sont passés dans l'estomac, mes bols sont encore préférables à l'émétique; ils sont un puissant antidote contre ces animaux; outre qu'ils les suffoquent, qu'ils les expulsent de l'estomac, ils précipitent aussi audehors ceux qui sont dans les intestins.

____

(1) La dérivation serait plus certaine, en agissant plutôt sur les intestins que sur l'estomac.

Dans l'apoplexie occasionnée par indigestion, mes bols conviennent mieux que l'émétique. Car qui assurera qu'il n'y a que l'estomac d'embarrassé, que les intestins sont dans un bon état ? personne. Cependant ce sont souvent ces derniers qui étant pleins de matières impures, gênent les travaux de l'estomac. Ainsi en agissant sur eux, en les nettoyant, l'estomac est plus à son aise et alors il reprend ses fonctions.

Il est étonnant que ces maladies (les apoplexies) ne soient pas plus fréquentes : car, a-t-on le moindre dégoût, on prend de suite de l'émétique; ou fait des efforts violens, la tête se gonfle, la figure devient pourprée, les yeux semblent sortir de leurs orbites. etc.

Le médecin n'a qu'à réfléchir un peu sur les maladies qu'il a traitées pour apoplexies; il verra qu'il a perdu plus de malades en les évacuant par le haut qu'en les évacuant par le bas. Il est plus prudent, il vaut mieux, en un mot, diriger son traitement sur le bas ventre que sur l'estomac; mes bols sont donc préférables sous tous les rapports à toute espece de purgatifs.

Que l'émétique fait de victimes ! il faut pour ainsi dire en compter autant qu'il y a d'individus qui en prennent ; plusieurs même n'en ont-ils pas ressenti de dangereuses impressions lors de leur séjour dans le sein maternel ? Ce remède occasionne l'ébranlement de l'être entier, se glisse jusqu'à l'extrémité des doigts, va en un mot réveiller les papilles nerveuses les plus éloignées.

Fuyez, fuyez ce poison subtil ! il a fait tant de victimes, qu'il n'en compte plus.

De l'ipécacuanha.

Lorsqu'une personne refuse de prendre de l'émétique, on lui permet comme une faveur spéciale de se servir de l'ipécacuanha.

On vous dit que ce médicament est moins dangereux que l'émétique. Si son action n'est pas aussi prompte sur les nerfs, à quoi cela tient-il ? en voici la cause.

L'ipécacuanha est une poudre fort désagréable à prendre, d'une saveur âcre et amère ; il semble qu'en l'avalant, elle vous déchire le palais, elle laisse dans la bouche, dans le pharynx, en un mot, dans la route qu'elle parcourt pour arriver dans les organes abdominaux, une impression si âcre, si désagréable qu'on s'en trouve incommodé longtemps après son usage. Cette poudre introduite dans l'organe de la nutrition, y est élaborée, les sucs gastriques n'ont pas sitôt dissout une faible partie de sa résine, que l'estomac est irrité, qu'il se contracte et expulse avec violence cet ennemi de son repos ; vous rendez la poudre presque comme vous l'avez prise : voilà pourquoi l'ipécacuanha n'agit pas aussi fortement sur les nerfs que l'émétique, l'estomac ne donne pas aux sucs gastriques le temps de dissoudre toute la résine de cette substance, il n'en a absorbé qu'une petite quantité ; quand il entre en action et qu'il l'expulse au dehors.

Je pose en fait que si l'on n'introduisait dans l'estomac que la résine de l'ipécacuanha, ou que la poudre de cette substance séjournât assez de temps dans sa cavité pour que toute sa résine en fut extraite, elle agirait autant et plus sur le systême nerveux, que le tartrate de potasse antimonié et qu'elle déterminerait plus fréquemment des inflammations de la muqueuse [gastrique etc., voyez comme l'estomac la repousse dès qu'il en sent la moindre impression.

Des vomi-purgatifs.

Les vomi-purgatifs qu'on a employés jusqu'à ce jour, sont des remèdes si violens, qu'on a des exemples de personnes auxquelles ils ont déterminé des phlogoses si intenses, depuis le commencement du tube alimentaire jusqu'au sphincter, qu'elles en sont expirées en peu de jours (1).

L'éméto-cathartique est le remède le plus dangereux que l'homme ait inventé ; tout le monde le connaît, son nom seul indique les drogues qui entrent dans sa composition.

Vous connaissez les effets de l'émétique, vous verrez ce que je dirai du sel d'epsom à l'article des médecines douces, vous jugerez ensuite quels ravages ces deux drogues réunies peuvent occasionner ; l'une agissant d'un côté sur l'épigastre, l'autre sur le tube intestinal et toutes les deux dans le même temps : je vous laisse à penser quels boulversemens doivent se faire dans le corps de celui qui use de ce remède.

J'ai été appelé pour donner mes soins à une personne qui avait pris un éméto-

____

(1) Je lisais dans un journal, il y a quelque temps, qu'une personne était tombée en démence pour s'être servie du vomi-purgatif de M. Leroy.

Il n'y a rien de surprenant dans ce fait, quand on pense que ce remède est composé d'une forte infusion de séné et d'une dissolution d'une grande quantité d'émétique dans le vin blanc.

Le purgatif du même auteur, n'est pas plus doux : il a pour véhicule, l'eau-de-vie dans laquelle il fait macérer du jalap, du séné, et il y dissout du turbith minéral..

cathartique, les vomissemens et les évacuations alvines étaient si abondans que cette personne, quoique d'un fort tempérament, fut foudroyée dans trente-six heures, elle mourut dans une crise nerveuse effrayante qui dura près de huit heures.

Evitez ces vomi-purgatifs : outre qu'ils épuisent le corps humain, ils engendrent des inflammations, des névroses sous toutes les formes.

Du jalap.

Le jalap est un purgatif drastique violent qui contient beaucoup de résine ; sa saveur est âcre, elle pique la langue et le pharynx; introduit dans l'estomac, il le stimule tellement qu'il occasionne aussi toutes espèces de maladies nerveuses, inflammatoires et des superpurgations.

Méfiez-vous aussi de ces pilules, de ces grains sous différens noms et tant vantés jadis : l'on vous dit que c'est pour cacher leur innocence qu'on les a couverts d'une feuille argentée, disons plutôt que c'est pour voiler leur perfidie, ouvrez-les, vous trouverez dans leur sein votre ennemi secret avec tout son cortège, l'acreur, l'amertume etc.

Ces remèdes sont composés de poudres qui ne sont que des résines et des gommes résines. Ce sont des purgatifs très-malfaisans, ils occasionnent des coliques, des

hémorragies, des stranguries, des hémor-
roïdes et autres accidens non moins pré-
judiciables à l'économie, accidens reconnus par presque toutes les personnes qui
qui en ont fait usage.

Je viens de parler de l'émétique, de
l'ipécacuanlia, de l'éméto - cathartique
des vomi-purgatifs, du jalap, des grains,
des pilules, etc., et de leurs effets, nous
avons vu quels maux ils font, et qu'ils ne
conviennent nullement à la délicatesse de
la texture de nos organes: ainsi les mauvais
effets de ces drogues sont assez connus pour
que je me dispense d'en entretenir plus
longtemps mes lecteurs.

Des médecines douces.

Parlons maintenant de ces prétendues
médecines douces. Quand un médecin pres-
crit à un malade un purgatif minoratif ou
médecine douce, il croit lui faire une
grande grâce; que lui ordonne t-il, cependant ? un poison lent, plus lent, il est vrai
que le tartatre de potasse antimonié, que
les vomi-purgatifs, que le jalap etc..... mais
qui n'en est pas moins un véritable poison ;
et je vais le prouver.

Une médecine douce est composée, comme l'on sait, de manne, de sulfate de soude
(sel de glauber,) ou de sel d'epsom, de

séné ou de follicules de séné, de rhubarbe de tamarin etc.

Ces sels sont d'une amertume extrême, car pourquoi avait-on donné autrefois au sel d'epsom le nom de sel cathartique amer? c'est parceque ses effets sont actifs et par cette raison il a été classé immédiatement après les drastiques, qui sont les purgatifs les plus actifs. Le séné et les follicules sont d'une saveur très-acre et contiennent un principe résineux aussi très-actifs, la rhubarbe est amère et astringente, le tamarin est fort acide.

Voilà, je crois, un beau tableau des substances qui entrent dans les médecines douces! Je veux croire qu'on leur a donné ce nom parcequ'elles sont moins dangereuses que les autres; mais ce qu'il y a de certain, c'est qu'elles le sont beaucoup.

Veut-on entendre par médecines douces des médecines agréables à boire, douces au palais! en effet elles sont attrayantes, claires, limpides.... Comme de la suie délayée dans de l'eau, c'est le cas de dire qu'il y a à boire et à manger dans de pareilles médecines, et qu'il faut s'armer d'un grand courage pour les avaler; l'estomac en est tellement chargé, que dès qu'il les a reçues, il les repousse au dehors avec violence.

On doit donc voir que ces médecines sont également funestes à l'économie animale et qu'on doit les éviter.

Lorsque j'ai commencé cet opuscule, je me suis proposé d'éclairer le public sur les dangers auxquels il s'expose en usant des drogues dont nous venons de parler. Je crois avoir rempli ma tâche ; je suis loin de les avoir tous signalés s'il fallait les énumérer , s'il fallait parler de chacun , ce serait à n'en jamais finir ; cependant j'espère m'étendre plus longuement dans un autre ouvrage sur leurs divers dangers.

Des bols lénitifs.

J'arrive à mes bols lénitifs. Le public, si souvent trompé dans l'espoir de trouver un remède approprié à la délicatesse de sa structure, et n'ayant rencontré jusqu'à ce jour que des destructeurs de son organisation, n'est plus confiant quand il est malade, il se désespère et ne sait à quel saint se vouer et croit toujours que sa dernière heure va sonner.

Qu'il se tranquilise , le remède que je lui présente ne marche point sur la route des autres, il n'est pas étayé par devains presti-ges , comme ses prédécesseurs, qui ont capté trop longtemps la confiance de quelques personnes un peu trop crédules ; malheureuse-ment elles ont connu trop tard l'abîme ou elles étaient plongées. Le mal était fait il n'y avait plus à revenir. Ces personnes doivent être un exemple pour les autres, qui se garderont bien de les imiter.

Depuis que l'on administre des remèdes, on n'avait pas poussé la folie jusqu'à présenter un vomi-purgatif comme une panacée universelle, comme un remède propre à guérir tous les maux.... Disons plutôt qu'il n'est propre qu'à faire du mal : aussi le public en a-t-il fait prompte justice en le repoussant avec indignation.

Je suis tranquille sur le sort de mes bols ; je n'aurai pas à me reprocher d'avoir fait des victimes, les journaux ne retentiront pas des accidens qu'ils auront occasionnés ; je ne crains pas de pareilles humiliations, j'ose même avancer que leurs louanges seront chantées partout.

Je ne suis pas assez osé pour avancer que mes bols sont propices et suffisent à toutes les maladies, abstraction faite de tous autres secours médicinaux et chirurgicaux ; mais je dis, que dans tous les cas où il sera nécessaire d'évacuer, soit par le haut, soit par le bas, ils conviendront mieux que tous les remèdes qu'on a employés jusqu'ici dans cette intention.

Comme je l'ai dit dans ma préface, alarmé des dangers auxquels mes semblables sont exposés en usant de ces drogues defectueuses, j'ai cherché à y obvier ; j'y étais parvenu, il y a déjà quelques années, et je me proposais de mettre ma découverte au grand jour, quand tout-à-coup est apparu l'ennemi du genre humain ; ce qui m'a fait garder le silence : cependant je n'ai cessé depuis ce temps d'expérimenter mon remède, et j'en ai recueilli continuellement de belles observations.

Le public abusé est prévenu..... et dans la crainte qu'il assimilât mon remède à ses prédécesseurs, je me suis tu, et mes malades seuls en ont profité jusqu'à ce moment.

Mes parens, mes amis, et ceux qui en ont obtenu des bienfaits, voyant que je ne le destinais qu'à ma clientelle, n'ont pas souffert qu'il n'y eût que mes voisins qui en profitassent ; et dans l'intérêt général, ils m'ont forcé de mettre la main à la plume, disant que ce serait un crime de taire une si précieuse découverte, un remède aussi efficace.

Cédant à leurs désirs, me mettant au-dessus des préjugés et ne m'aveuglant point sur les résultats curatifs de mes bols, je me suis mis au travail.

Je sais que les épilogueurs ne manqueront pas de m'attaquer, que le plus léger inconvénient sera signalé, c'est ce que je demande, c'est ce que je veux ; même je les y engage, et que, du moment où on en reconnaîtra l'inefficacité, mon remède aille grossir le nombre des réformés; qu'il tombe dans un éternel oubli! Non, non, il n'en sera pas ainsi; il occupera le premier rang dans la médecine : les médicamens qu'il remplace ne présentent que dangers, il n'offre lui, que des bienfaits.

Mes bols n'ont pas besoin d'essaims de lettres parties de tous les coins de la France et même de l'étranger; lettres fabriquées à plaisir et sous des noms supposés pour établir leur réputation. Interrogez sur leur vertu le lieu de leur origine (Les Herbiers) et les communes circonvoisines. Interrogez aussi mes collègues qui les ont mis en pratique. Vous verrez leurs réponses, vous connoitrez leurs témoignages, vous verrez qu'il ne leur faut pas d'embûches pour attirer les suffrages du public : que c'est leur bonté qui a dessillé les yeux : que c'est de leurs précieuses qualités, qu'est sortie leur réputation.

Je ne m'amuserai pas à citer toutes les personnes qui en ont fait usage; je sortirais des limites que je me suis imposées pour le moment. Je me contenterai d'exposer ici quelques-unes des observations les plus intéressantes; mais auparavant je dois dire quelles sont les doses de mon remède dont on doit faire usage.

Doses.

Les doses doivent varier selon l'idiosyncrasie du sujet, c'est-à-dire la force ou la faiblesse du tempéramment de la personne qui en fait usage.

La dose est de douze bols pour les hommes faits, forts et difficiles à purger.

De dix, pour les hommes, les femmes et les filles difficiles à purger, mais cependant moins difficiles que les premiers.

De huit, pour les personnes des deux sexes, âgées de douze à dix-huit ans, et pour les femmes, les filles faciles à purger.

De six, pour les enfans de six à douze ans.

De quatre, pour les enfans de trois à six ans.

De un à deux, pour les enfans de six mois à deux ans.

Ces bols ne se présentent pas avec un extérieur qui flatte, qui charme l'œil, ni sous un masque brillant comme les pilules, les grains dont nous avons parlé, et dont l'acreur, l'amertume etc., sont voilées par une gaze argentée qui n'arrête pas les ravages que causent ces pilules et ces grains; dès qu'ils sont introduits dans l'estomac : mes bols, dis-je, ne présentent point d'artifice, outre qu'ils sont remplis de qualités bienfaisantes, ils ont aussi la douceur en partage. Ils ne laissent dans la bouche aucune saveur désagréable, leur introduction dans l'estomac ne lui cause ni fatigue, ni douleur.

Quoiqu'ils soient peu volumineux, les personnes, les enfans qui ne pourront pas les avaler dans leur entier, les écraseront, et les prendront comme je l'indique ci-dessous; la médecine produira également un bon effet, cependant il est préférable qu'ils parviennent dans le centre digestif tels qu'ils sont composés.

On peut les prendre dans un fruit cuit, comme pomme, poire ou prune bouillies, dans du raisiné, des confitures, du miel, dans du pain-azime, dans des feuilles de légumes cuits ; et même dans quelques cuillerées de bouillon gras ou maigre, d'eau, de thé, etc.

Quand la médecine évacue, soit par le haut, soit par le bas, il faut boire du petit lait, de l'eau de veau ou de poulet, du bouillon rafraichissant, de l'eau tiède un peu sucrée ou miellée ou du thé léger.

Quoiqu'on vomisse, il ne faut pas boire de l'eau tiède seule, cette eau pèse sur l'estomac et le fatigue : faites ce que je conseille plus haut et vous vous en trouverez bien.

Une seule de ces médecines suffit pour être bien purgé : on n'est pas obligé d'en prendre plusieurs comme l'on fait toujours; de sorte que, comme on le voit et comme je l'ai déjà dit, outre que ces bols sont plus agréables et plus commodes à avaler que les autres médecines, ils sont aussi moins couteux et guérissent de suite (1), si on les prend à la dose convenable.

Ainsi que je l'ai dit au commencement de cet ouvrage et que je me plais à le répeter ici, ce que le public croira avec peine, mais ce dont les gens de l'art, qui connoissant l'économie, se rendront aisément compte, c'est que ces bols agissent en raison du besoin qu'ont les organes de s'épurer; que si on a beaucoup de bile à évacuer, ils font un peu vomir et aussitôt que la bile est en mouvement, elle se dirige presque toute par les voies basses, mais s'il y en a peu, ou point a faire sortir, ils ne feront

---

(1) Je dis qu'une seule médecine suffit pour se bien purger et guérir de suite, c'est vrai; mais j'entends dans une simple indisposition, un dégout, dans une fièvre éphémère. On sait bien qu'il n'existe pas de remèdes assez efficaces pour guérir de suite une affection grave, de longue durée comme les hydropisies, les eruptions cutanées telles que les dartres, la gale... Les affections syphilitiques, scrophuleuses, gouteuses, rhumatismales etc. Je conseille au contraire d'en user souvent et longtemps dans ces maladies, si l'on veut obtenir une cure prompte et parfaite.

pas vomir, ils ne purgeront que par le bas.

Je vais en donner une explication pour ceux qui ne connaissent pas l'anatomie.

Ces bols introduits dans l'estomac sont humectés, soit par les glaires, soit par les mucosités, ou le suc gastrique, qui se trouvent dans cet organe, et, dès qu'ils y ont éprouvés une légère dissolution, ils passent dans le duodénum, où ils subissent le même sort. La vésicule biliaire (poche ou réservoir de la bile.) qui communique au duodénum par ses canaux cystique et cholédoque est plus sensible à l'impression du stimulus, (1) quand elle contient de la bile que lorsqu'elle est vide, et la sympathie qui existe entre ces viscères, fait quelle se dégorge totalement dans le duodénum ; et delà, selon la quantité de bile excrétée et par un mouvement anti-péristaltique de cet organe, il en passe dans l'estomac une petite portion qui sort par la bouche, mais la majeure partie file par les intestins et avec les bols, qui, en cheminant, continuent à se dissoudre et à solliciter en même temps les intestins à se débarrasser des matières fécales qu'ils contiennent. De cette manière, l'action du remède est lente, par consé-

---

(1) Cette expression est prise ici pour le remède.

quent la purgation est fort douce. Si l'on écrasait les bols pour les prendre, l'élaboration en serait plus prompte, et, par la même raison, l'impression plutôt perçue, les organes titillés les feraient voyager plus vite et les évacuations seraient plus promptes. Il est préférable de les prendre sous la forme de bols.

Je viens d'expliquer physiologiquement la marche et la fonte des bols; il faut actuellement que je rende compte des effets physiques ou de la sensation que l'on éprouve au moment de cette opération.

Selon que l'on est plus ou moins facile à émouvoir, ces bols font sentir leur action, une, deux ou trois heures après leur introduction dans l'estomac, et, à l'instant qu'ils agissent, c'est-à-dire au moment que la vésicule biliaire se contracte pour verser dans le duodénum la bile qu'elle contient, on éprouve, pendant une minute environ, une légère défaillance, comme une espèce de tournoiement de tête, et l'on vomit un peu, sans aucun effort, s'il existe beaucoup de bile; et s'il y en a peu, cette sensation de défaillance ou de tournoiement de tête se change à l'instant même en évacuations alvines qui s'effectuent sans la moindre colique.

Il n'est pas ainsi du tartrate de potasse antimonié et de ses consors, qui s'attachent à l'estomac, le secouent, lui font rendre, bon gré mal gré, des glaires, de la bile et ce précieux suc gastrique qui, en favorisant la digestion, contribue à la nutrition; qui font rendre du sang, qui lacèrent, qui détruisent la membrane muqueuse de l'estomac, des intestins; qui font, en un mot, un mal, un ravage épouvantable, et délabrent l'homme le plus fort.

J'arrive aux observations.

Mademoiselle B..... des Herbiers, âgée de vingt-cinq ans, d'un tempéramment bilioso-lymphatique, me dit qu'elle avait la bouche pâteuse, soif nulle, point d'appétit, et que, depuis quelques jours, elle ressentait dans tout son corps une espèce de frisson continuel, qu'en un mot, elle n'était pas dans son assiette ordinaire, et que, si je pouvais la guérir sans lui donner de remèdes, je lui rendrais un grand service : je lui répondis que la divinité ne m'avait pas accordé une si grande faveur, mais qu'elle pouvait être tranquille, que je lui en préparerais un à souhait, très-aisé à prendre, sans dégoût et purgeant bien. Je lui accomodai dix de mes bols lénitifs, qu'elle avala le jour suivant; il en résulta vingt selles copieuses, rendues sans coliques, sans tranchées, sans la plus petite douleur ni fatigue. L'appétit reparût et il ne fut plus question du malaise qu'elle éprouvait; toutes ses incommodités s'éclipsèrent.

Au mois de décembre dernier, je fis une visite de condoléance à mademoiselle B.... Au milieu de la conversation, je lui demandai si elle se rappelait bien sa purgation : elle m'a assez soulagée, me répliqua-t-elle, pour que je ne l'aie pas oubliée, et je vous assure qu'elle ne s'effacera pas de ma mémoire.

Madame Robin, à la Tourneri, commune d'Ardelais, âgée de cinquante-huit ans, tempérament bilieux, fut, pour avoir fait un petit voyage à pied, au mois d'octobre 1821, atteinte d'une pleurésie bilieuse avec fièvre, toux, etc., etc., qui lui permettait à peine de respirer. Je lui dis qu'il fallait de toute nécessité se purger ; elle me répondit, que ce n'était pas son intention, qu'elle m'avait fait appeler, croyant que je lui prescrirais une tisanne ou un sirop pectoral pour calmer sa toux et dissiper son point de côté. Je lui répliquai que c'était bien mon intention; mais, qu'il fallait faire précéder ces moyens, par un évacuant sans lequel les autres remèdes ne produiraient aucun soulagement. Les médecines me fatiguent, me dit-elle ; voilà pourquoi je répugne à en prendre. Je lui annonçai que j'en avais une de ma composition, sans dégoût, très-facile à prendre et purgeant

d'une manière fort douce. Toutes ces conditions la décidèrent en faveur de mes bols;
elle en prit huit qu'elle écrasa, vu qu'elle ne
pouvait les avaler dans leur entier : ces bols
la firent vomir trois fois et l'évacuèrent
quinze fois par les voies basses; les selles
n'étaient en partie que de la bile; elle rendit
sept vers. La fièvre, la toux, la douleur thorachique disparurent; l'appétit revint, et
elle fut guérie dans les vingt-quatre heures,
comme par enchantement.

Je ne fus point trompé dans mon pronos-
tic; je jugeai que la toux de madame Robin
tenait à la présence de vers dans l'organe de
la digestion; en effet, immédiatement après
la sortie de ces reptiles, qui étaient très-
volumineux, la toux cessa.

Madame Robin m'avoua, quelques jours
après, que malgré les louanges que je lui
avais faites de mes bols, elle ne les avait pris
qu'en tremblant; mais qu'elle en était très-
satisfaite, et qu'elle était on ne peut plus
étonnée de l'aisance avec laquelle elle avait
été évacuée par l'un et l'autre côté, que
c'était un plaisir de prendre de pareilles
médecines.

Au mois de décembre 1821, je fus à la
Fournière, commune de Foussais, chez ma
mère, qui est âgée de soixante-dix ans, d'un
tempérament bilieux, de petite taille, et
d'une structure délicate; elle m'entretint

de suite de ses douleurs rhumatismales, de
son prurit à la peau, de sa migraine, de
son peu d'appétit, de son défaut de sommeil, etc...... Je l'engageai à ne pas se médi-
camenter à plaisir (elle se purgeait fréquemment), et je lui conseillai d'attendre encore
quelques jours pour voir si son état ne
changerait pas, et lui dis, en outre, que,
lorsqu'elle voudrait se purger, elle prendrait six des bols dont je lui laissais une
boîte. Je ne fus pas plutôt de retour aux
Herbiers, qu'elle voulut savoir le goût de
mes bols ; elle prit la quantité que je lui
avais indiquée, vomit deux fois, et fut le
reste du jour à la selle ; ses douleurs rhumatismales, ses démangeaisons à la peau, etc.,
ont disparu ; l'appétit et le sommeil (con-
solateur du vieillard) sont revenus ; elle est
on ne peut plus contente : elle dit qu'elle se
croit ingambe comme à l'âge de vingt-cinq
ans.

On voit donc, par cette observation, que
mes bols sont non-seulement doués de vertus purgatives, mais encore de plusieurs
autres, et qu'ils sont un puissant remède dans
les affections rhumatismales chroniques. J'ai
nombre d'exemples de ce genre où ils ont
produit le même effet.

Le sieur Charles Jousbert, demeurant
au petit bourg des Herbiers, âgé de vingt-
deux ans, tempérament bilioso-sanguin ,

bien constitué, vint me consulter, le 6 octobre 1821, pour une fièvre méningo-gastrique intermittente, dont il avait déjà eu quatre à cinq forts accès : à cette fièvre, étaient jointes une douleur générale et sourde de l'abdomen, qui à la moindre compression du ventre se devinait facilement au *facies* ; des douleurs sus-orbitaires si fortes qu'elles rendaient sa marche chancelante, au point qu'il était obligé de se servir d'un bâton pour se soutenir; les yeux, la figure étaient ictériques, la langue chargée, et il n'avait ni soif, ni appétit. Tout cet appareil de symptômes indiquait bien l'emploi des évacuans, à l'exception des douleurs abdominales, qui me faisaient craindre la phlogose de quelques organes essentiels à la vie, tels que le foie, l'estomac; mais forcé par l'ensemble des symptômes dont j'ai parlé, et sûr de l'action lénitive de mes bols, je lui en donnai dix à prendre. Le lendemain au soir, arrivé près de son lit, je n'eus pas à m'en repentir, quand il m'eut dit qu'il avait vomi quatre fois de la bile épaisse, comme de la bouillie; qu'il avait fait quinze selles également bilieuses, et qu'il avait rendu dix-sept vers lombrics, tant par les voies hautes que par les basses, d'un volume et d'une longueur extraordinaires.

Je ne fus point surpris qu'il eût rendu des vers; j'avais jugé leur présence à l'extrême dilatation de la pupile, et à quelques autres symptômes.

Je ne doutai pas d'après la sensibilité de l'hypocondre droit, que le foie ne fût fortement irrité, et que si l'on eût employé du tartre stibié, ou tout autre drogue aussi active pour évacuer le malade (et il en avait essentiellement besoin), il ne se fût déclaré une hépatite et peut-être même une inflammation de tous les organes abdominaux, accidens qui auraient précipité ce jeune homme dans la tombe, comme on en voit, plusieurs exemples occasionnés par l'usage de l'émétique, dans l'ouvrage que j'ai cité de M. Broussais,

Mon jeune homme est au contraire sorti de sa chambre le jour suivant, ne pensant plus qu'il avait été malade.

Madame veuve Fontenit, de Saint-Hilaire sur l'Autise, âgée de cinquante et quelques années, ayant la fièvre, et point d'appétit depuis plusieurs jours, prit de mes bols, pour s'assurer de leur efficacité; ils l'ont évacuée vingt-deux fois, dissipé sa fièvre et rappelé l'appétit. Aujourd'hui madame Fontenit chante mes louanges.

Mariette, cuisinière, âgée de quarante-cinq ans, grasse, d'un tempérament bilioso-sanguin, me consulta, le 23 octobre 1821, sur son état maladif, qui consistait en un malaise géuéral, perte d'appétit et de force, céphalalgie intense, insomnie et fièvre erratique; je lui administrai dix de mes bols, qui lui procurèrent trente selles copieuses.

Cette fille était tellement courageuse qu'elle est restée un mois avec cette indisposition, exécutant les ordres de ses maîtres, comme si elle eût joui d'une brillante santé; ce n'est que quand les forces lui ont totalement manqué qu'elle est venue réclamer mon ministère.

Elle fut purgée d'une manière si agréable, qu'elle ne se détourna point de son ouvrage journalier; elle se trouva soulagée dans le moment, et sa santé reprit son état ordinaire.

J'ai déjà donné des preuves irréfragables que mes bols agissent d'une manière très-douce; en voici de péremptoires, fournies par la même personne, sujet de l'observation précédente, et par qnelques autres.

Mariette, cuisinière aux Herbiers, prenait peu d'alimens, depuis une quinzaine de jours, et avait, disait-elle, toujours dans la bouche un goût terreux, des douleurs dans toutes les articulations, principalement dans l'articulation l'huméro-scapulaire droite, et point de force, fléchissant sur elle-même dans sa marche. Elle me consulta le 21 janvier 1822 ; je lui dis : Vous connaissez le remède (mes bols) ; il faut en prendre. Cette fille, ne voulant pas se détourner de ses occupations ordinaires, avala, à l'insu de sa maîtresse, dix bols à trois heures du matin, et s'endormit par dessus jusqu'à six heures, heure à laquelle elle se réveilla pour vomir quatre fois et faire quinze selles ; elle a rendu aussi six vers, dont deux par la bouche et quatre par le siége, et s'est trouvée guérie de suite. La mélancolie dans laquelle elle était plongée fit place sur-le-champ à sa gaieté habituelle ; tous ses voisins ont été témoins de cette métamorphose.

Si cette fille, au lieu de prendre des bols, eût pris de l'émétique pour se purger, et qu'elle se fût endormie comme elle l'a fait, qu'en serait-il résulté ? Les habitans des camgnes ont l'habitude de dire qu'on ne se réveille pas, et moi je dis qu'elle se serait réveillée dans les convulsions de la mort.

Vous ne pouvez contester la supériorité de mes bols sur les autres remèdes ; vous allez encore en juger par l'observation suivante, où ils sont mis en parallèle avec le jalap.

M. Liverneau, des Herbiers, tempérament bilioso-nerveux, taille ordinaire, mince, âgé de quarante-sept ans, fit une chute sur l'abdomen le 19 février 1821. Lorsque je fus appelé auprès de lui, il me parut souffrir des douleurs d'estomac très-aigues : je lui fis appliquer, sur la région gastrique, douze sangsues qui lui procurèrent un grand soulagement, au point, qu'il se leva et qu'il sortit dans la rue, malgré ma défense, deux heures après ma visite, ayant sur l'abdomen des flanelles imbibées d'une décoction émolliente, et buvant du petit-lait. Cette chute ayant dérangé l'appétit, M. Liverneau voulut se purger ; je lui fis observer que le moment n'était pas favorable, qu'il y avait à craindre de renouveler l'inflammation gastro-antérite. Mon raisonnement fut inutile ; il fallut condescendre à ses instances : je lui donnai ; dix de mes bols, qui l'évacuèrent quatre fois par le haut et douze fois par le bas, et d'une manière si douce, qu'il s'aperçut à peine qu'il avait pris une médecine. M. Liverneau, impatient de ne pas prendre de nourriture solide, vu que son appétit ne le permettait pas, voulut réitérer la purgation ; je lui dis que cette fois je n'y consentirais pas, qu'il fallait attendre; que l'estomac avait beaucoup souffert par cette chute, et que ce ne serait qu'à la longue, et par un régime humectant, soutenu, qu'il reprendrait ses forces et que l'appétit reviendrait. M. Liverneau, indocile à mes conseils, alla trouver **M. D.....;** qui lui donna une médecine de jalap : aussitôt que cette poudre fut introduite dans l'estomac, elle ralluma l'incendie à peine éteint, et à chaque instant **M.** Liverneau se croyait étouffé : il resta vingt-quatre heures entre la vie et la mort, et ce ne fut que lorsque le jalap eut fait tous ses ravages, qu'il respira. Cette médecine ne produisit aucune évacuation. **M.** Liverneau n'est revenu à la santé qu'en mangeant avec sobriété et en usant d'un régime délayant.

Les personnes qui contesteraient encore l'innocence de mes bols dans l'observation précédente, en alléguant que la fille Mariettepouvait aussi bien reposer d'un sommeil léger que d'un sommeil profond, ne trouveront pas d'équivoque dans celle de **M.** Liverneau.

1°. On voit une gastro-antérite occasionnée par une chute sur l'abdomen ; affection d'autant plus grave, qu'elle existe sur un organe délicat et très-essentiel à la vie (l'estomac), puisque c'est de lui que dérivent les bonnes ou mauvaises digestions qu'il prépare.

2°. À peine cette maladie est-elle tempérée par l'application de sangsues sur l'épigastre, qu'on prend de mes bols et qu'on est passablement évacué, sans presque s'apercevoir qu'on a une médecine qui parcourt les viscères abdominaux.

3°. Il n'en est pas ainsi du jalap dont le simple contact sur la tunique de l'estomac l'embrâse (1) et le met dans un état déplorable.

Il est facile maintenant de voir la différence qu'il faut faire entre ces deux remèdes.

Les femmes Paquet et Chauveau, de la Barrelière, enceintes l'une de deux mois, l'autre de sept mois, et la femme Lévin, de la Haute-Vincère, enceinte de trois mois, toutes atteintes de fièvre meningogastrique, dont elles avaient déjà eu plusieurs forts accès, vinrent me consulter. Je fis prendre à la femme Paquet huit bols, qui lui procurèrent une vingtaine de selles; j'en donnai dix à la femme Chauveau, qui vomit quatre fois et fut le reste du jour par le bas; la femme Lévin en prit dix, desquels il résulta deux vomissemens et huit

____

(1) La membrane qui tapisse l'intérieur de l'estomac, est d'une texture si mince, si délicate, et surtout dans ce cas, où elle a perdu sa tonicité que je le comparerais à ce tissu de coton, qu'on appelle mousseline, tissu si fin qu'un rien le lacère aisément, comparaison que le public fait assez ordinairement, et que je ne trouve pas dépourvu de justesse.

déjections alvines. Toutes les trois ont été promptement débarrassées de leur fièvre, et les fonctions génératrices n'ont point été interrompues.

. Jusqu'à ce jour, lorsque le sexe féminin se trouvait dans un état de reproduction et atteint de fièvre, il n'osait et même ne voulait employer aucun moyen médical pour détruire cette dernière, dans la crainte que son fruit ne fût interrompu dans son animalisation et qu'il n'en résultât aussi pour lui-même de funestes effets : il préférait s'abandonner, pendant tout le temps de la gestation, aux ravages de la maladie. Qu'en résultait-il ? que si l'arbre et le fruit échappaient à la tempête, tous deux étaient extrêmement délâbrés (malingres).

Avec mes bols, on obvie à ces inconvéniens, et on peut en user avec sécurité ; vous en voyez des preuves ci-dessus.

Jeanne Rotureau, cuisinière, demeurant aux Herbiers, âgée de trente-neuf ans, tempérament bilioso-sanguin, de grande taille, un peu mince, fut atteinte, au mois de décembre 1821, d'une fièvre bilieuse dont l'invasion s'annonçait, à quatre heures du soir, par des horripilations suivies d'une chaleur brûlante dans toute l'économie, et dont l'apyrexie n'avait lieu qu'à six heures du matin, sans transpiration ni soif. Comme sa bouche était amère,

et qu'elle n'avait pas d'appétit, elle prit dix
bols. Au moment où les évacuations se pré-
sentaient, ne pouvant se procurer ni petit-
lait, ni eau de veau qu'elle aime beaucoup,
elle prit le parti de boire de l'eau tiède,
dans laquelle elle mit du miel, mais en
trop grande quantité, ce qui arrêta les déjections qui n'avaient été qu'au nombre de
six. Dès la nuit suivante, les hypocondres
devinrent tellement douloureux qu'elle
pouvait à peine respirer, éternuer ou tous-
ser. L'abdomen partagea aussi cette sensibilité, au point que la malade trouvait pe-
santes ses couvertures ordinaires. La fièvre
prit le type continu, avec paroxysme deux
et trois fois dans les vingt-quatre heures,
paroxyisme qui était marqué par un frisson
court, auquel succédait une chaleur brûlante, qui se terminait par de petites sueurs :
elle avait un peu plus de soif que dans
l'état ordinaire, céphalalgie très-intense,
insomnie opiniâtre ; anorexie de toute espèce d'alimens et urines rares (elle était
vingt-quatre, trente-six heures sans en
rendre), rouges et déposant un sédiment
abondant, briqueté et très-épais : elle n'allait à la garde-robe qu'une fois dans
deux, trois et même quelquefois quatre
jours ; les excrémens étaient fermes, en
petite quantité et de couleur grisâtre. La
malade était grandement alarmée de l'as-

pect de ses urines : je croyais que d'un instant à l'autre il se serait fait une crise salutaire, soit par les voies urinaires, soit par
le système cutané ; et comme je ne pouvais
trouver jour à placer une seconde purgation, je restai quinze jours spectateur du
travail de la nature. Las d'attendre en
vain, et comme cette fille perdait visible-
ment ses forces, je lui donnai huit bols qui
lui firent, à deux fois, sortir par la bouche
de la bile grumelée et en grande quantité ;
elle évacua au moins dix-huit fois par le
bas, et rendit des matières bilieuses, glaireuses, dont la sortie fut facilitée par du
petit-lait. Tout son état de souffrance s'é-
vanouit dans le jour même : la nuit suivante se passa dans un profond sommeil ;
l'appétit et les forces revinrent dans les
quarante-huit heures.

Je ne puis attribuer l'état de malaise, je
dirais même de souffrance dans lequel la
fille Rotureau était tombée, qu'à l'eau trop
miellée qu'elle avait bue. Tout le monde
sait que l'eau un peu miellée est laxative ;
mais quand elle l'est en excès, elle change
de caractère, devient échauffante (c'est ce
que vous venez de voir) ; aussi s'était-il développé une grande quantité de calorique
qui calcinait la bile dans les sphlancniques
abdominaux.

On n'accusera pas mes bols d'avoir déterminé une telle irritation chez cette fille, puisque ce sont eux, au contraire, qui l'ont rappelée à la santé; j'irai plus loin, j'avancerai même que si dans la situation critique où elle était tombée par l'emploi de cette boisson trop miellée, on se fut servi de tout autre remède que de mes bols pour l'évacuer, il se serait fait une explosion iguaire qui aurait mis fin à ses jours.

Le 9 août, 1820, j'ai reçu l'écrit suivant de M. Merlet, chirurgien, au Boupère.

Monsieur et ami, un cas d'opération délicate se présente dans nos environs, je vous ai proposé pour la faire, et les parens inquiets ont acquiescé à ma demande avec plaisir, ainsi que le malade. Il est question d'une hernie antéro-épiplo-cèle étranglée; si vous pouvez venir la faire dès ce soir, partez, je vous prie, aussitôt la réception de ma lettre, je craindrais qu'il fut trop tard d'attendre à demain, mes yeux et ma main se refusent aujourd'hui à toute opération (1). J'ai jetté mes vues sur vous comme un des plus

---

(1) M. Merlet fut un des meilleurs opérateurs de l'hopital de Rochefort. S'il s'est rendu précieux à l'humanité souffrante par ses talens, il n'a pas moins su mériter l'estime de ses concitoyens, par ses qualités sociales.

en état d'agir, d'après cet axiome chirurgical, *tutò*, *citò et jucundè*.

J'ai l'honneur d'être, etc.,

J. MERLET.

Je montai à cheval, et me rendis, en toute hâte, auprès du sieur Aigron métayer à la Rebourdière, commune du Boupère, auprès de qui, je trouvai M. Merlet, lui prodiguant ses soins ; nous pratiquâmes de suite l'opération, il en était grand temps, car le sac herniaire avait au moins le volume et la longueur du corps d'une bouteille de pinte et contenait cinq pieds d'intestins étranglés, dont trois pieds de l'iléon, un et demi du colon transverse, et six pouces du colon descendant. On voyait, çà et là sur les portions des viscères étranglés, des vergetures noirâtres qui annonçaient le développement de la gangrène. Le sac herniaire renfermait ausssi douze onces de sérosité d'une couleur citrine. Le sieur Aigron, parfaitement rétabli de son incommodité, jouit aujourd'hui d'une brillante santé.

Comme je m'étois transporté un peu vîte auprès du patient, et dans le fort de la chaleur du jour, je me trouvai fatigué ; de retour chez moi, aux Herbiers, dans la nuit, une fièvre meningo-gastrique

tierce violente, se déclara et dura jusqu'au-
lendemain dix heures du matin. Le surlendemain je pris dix bols, qui me firent
vomir deux fois et me procurèrent douze
selles bilieuses ; le troisième jour j'eus
encore un léger accès fébrile; le quatrième
je réitérai la purgation qui m'évacua
abondamment par le bas et je fus guéri.

Le deux octobre 1821, je fus appelé,
pour donner mes soins à la femme Roussière, de la Barrelière, commune d'Ardelais, d'un tempérament bilieux, taille
moyenne et d'une complexion délicate,
maigre, agée de 24 ans, et mère d'un enfant
de huit mois, qu'elle allaitait. Arrivé auprès d'elle, je reconnus une hématémèse
qui avait été déterminée par de vives
impatiences; elle avait rendu toute la nuit,
et rendoit encore à différentes reprises
par les vomissemens et par les selles, du
sang tantôt noir, tantôt rouge, grumelé
et même en gros caillôts; elle éprouvait
un sentiment de pression, de pesanteur,
de douleur profonde dans l'épigastre et
les hypocondres; elle était alarmée de son
état, elle avait en outre fréquemment des
lipothimies, étoit froide de tout le corps,
mais particulièrement des extrémités. Le
pouls était petit, mou et se déprimait facilement sous le doigt. Le danger étant
pressant, je fis appliquer de suite des syna-

pismes aux pieds ; et comme elle ne trouvait d'agréable que l'eau froide point
sucrée, boisson qui lui convenait assez,
je la rendis plus salutaire à son état, en
l'aiguisant avec l'acide acétique, et elle en
prenait de temps en temps quelques cuil-
lérées : l'hématémèse s'arrêta sur la fin du
jour. La malade était très-faible, le sang
en passant par la bouche, y avait laissé un
mauvais goût ; elle ne prenait aucune
nourriture, tout lui répugnait, il lui semblait avoir continuellement un poids
énorme dans l'estomac. Cette femme à
peine sortie de l'état le plus déplorable
veut se purger ; elle ne considère pas
qu'elle a rendu considérablement de sang,
elle ignore que ce sang vient des tuniques
de l'estomac, que cet organe est on ne
peut plus sensible dans cette circonstance, et qu'elle-même n'a que le soufle.
Je lui représente le danger qu'elle court
en usant même des remèdes les moins
actifs ; je lui dis que l'hématémèse (hémor-
rhagie de l'estomac) peut se renouveler
dans l'action du purgatif, et l'emporter
sur-le-champ : toutes ces représentations
sont inutiles, elle persiste à vouloir se
purger. Le troisième jour, je lui donnai
six bols qui lui procurèrent une quinzaine
de selles, avec lesquelles elle rendit de 40
à 5o vers lombricoïdes, tant petits que

gros, et dès le lendemain elle entra en convalescence.

J'ai parlé de grossesses, de phlogose d'estomac où mes bols avaient été employés avec succès, et d'une personne qui avait dormi trois heures dans leur action, ces observations paraissent belles, mais elles ne sont encore rien auprès de cette dernière.

Je vis le 4 novembre 1821. Roussière, mari de la femme de l'observation précédente, âgé de 28 ans, taille ordinaire, mince, profession de piqueur d'ardoises. Il avait contracté une pneumonie intense compliquée d'un état bilieux, et d'un fort point de côté qui gênoit tellement la respiration, qu'il se croyait suffoqué à chaque instant, et il crachait du sang rouge et vif. On appliqua six sangsues sur le côté douloureux, on lui mit la moutarde aux pieds et des vésicatoires aux jambes, dans la crainte qu'il nous échappât; tous ces moyens nous réussirent à merveille, je le trouvai beaucoup mieux le lendemain matin, lorsque je retournai le voir, son état était tranquillisant, les symptomes bilieux étant grandement prononcés, je lui donnai 8 bols, qui le firent vomir six fois et qui l'évacuèrent toute la soirée par le bas. On compta 68 vers qu'il avait rendu, tant par la bouche que par les selles; comme il ressentait encore une légère douleur de côté, j'y mis un vésicatoire; immédiatement après l'emploi de tous ces moyens, une expectoration de bonne nature s'établit et la maladie marcha heureusement à sa fin, aidée par une tisanne pectorale, et elle fut terminée par une crise de sueurs qui dura plusieurs jours.

Tout le monde sait que les pneumonies (fluxions de poitrine) ne sont pas des brevets de santé; que ces affections donnent au contraire un tel assaut aux poumons, que l'on voit tôt ou tard, l'économie même la mieux cimentée en être profondément altérée.

A ces maladies réitérées, se joint presque toujours une fièvre adinamique. (Putride.) Qui en augmente considérablement les dangers : madame veuve Bregeon, *pag.* 61, nous en fournit un exemple bien frappant. Ce n'est pas la première fois que j'ai traité le sieur Roussière, pour une semblable indisposition; aussi ai-je bien remarqué que pour avoir fait deux lieues par un temps un peu frais et d'une marche ordinaire, il a été atteint d'une maladie beaucoup plus grave que les précédentes. Il avait besoin d'être évacué, mais sans fatigue, aussi mes bols ont-ils rempli les conditions qu'exigeait la délicatesse de son état.

Tous les voisins ont été autant surpris de sa cure prompte et solide, qu'ils l'avaient été de celle de sa femme.

La femme Merlet, métayère au château de St.-Paul, d'une constitution sanguine, taille au-dessous de la moyenne, poitrine large, cou court, tête bien développée, âgée de 5 ans, était incommodée depuis plus de six mois, par un mal de tête continuel et contre lequel on avait employé alternativement et infructueusement des pédiluves synapisés , quelques sangsues aux jambes, des infusions éthérées;de feuilles d'oranger , de tilleul, des boissons délayantes, telles que le petit-lait, la tisanne d'orge etc... Quand elle me fit appeler le 4 novembre 1821, à cette indisposition s'étoit réunie depuis une quinzaine de jours, une fièvre méningo-gastrique, avec perte d'appétit et bouche amère. Pour combattre la céphalalgie , j'appliquai trois sangsues sur chaque apophyze mastoïde; les piqures donnèrent abondamment du sang, et la malade fut soulagée, pour dissiper la fièvre, je lui fis prendre le lendemain matin, 8 bols qui la purgèrent six fois par le haut et 23 'fois par le bas : à dater de cet époque, elle jouit d'une très bonne santé.

Vous venez de voir céder promptement une affection cérébrale opiniâtre occasionnée par le sang, à l'application de quelques sangsues à la tête, pourquoi un soulagement si prompt, dira-t-on. 1°. J'observerai que pour opérer une bonne révulsion, on avait appliqué les sangsues trop loin du siège du mal; 2°. qu'il était préférable de les mettre derrière les oreilles; parceque là, elles agissaient de deux manières, la première comme revulsives des douleurs frontales et la seconde comme spoliatives de tous les tégumens du crâne, qui, comme l'on sait, ont plus de rapport avec les sphlnancniques cérébraux que les extrémités inférieures.

D'après une telle structure, (poitrine large, cou court, tête volumineuse, etc.), on doit penser qu'il est dangereux de faire des efforts pour vomir. La raison en est que le sang se portant avec vélocité au cerveau dans les efforts des vomissemens, on peut être foudroyé par une apoplexie, les personnes ainsi conformées ne sont point en sureté, en usant des drogues dont j'ai signalé les funestes effets, telles que l'émétique, l'ipécacuanha, les vomi - purgatifs, l'éméto - cathartique, etc... La femme Merlet qui a beaucoup vomie, ne s'est aucunement plainte de mes bols.

A St.-Paul, mes bols se sont fait une telle réputation par la cure de la femme Merlet, que mademoiselle D.... d'une santé si faible, qu'elle était obligée de prendre à chaque instant, même dans la nuit, des alimens pour se soutenir, atteinte de la fièvre depuis longtemps et perclue de douleurs, ne sachant quel remède prendre pour se purger, donna la préférence à mes bols : elle n'a eu aussi qu'à s'en féliciter.

Bareau de la barelière, âgé de 59 ans, tempérament bilioso-sanguin et nerveux, fort, de la taille de 5 pieds 5 pouces, fut atteint en 1821, d'un catarrhe intense, compliqué d'un point de côté et d'un état bilieux bien prononcé : sa femme, ses voisins lui proposaient de recourir aux médecins ; quoi qu'il ne méprisât pas leurs conseils, il ne vouloit pas en voir. Mais bientôt s'appercevant que son état s'aggravait de jour en jour, et qu'il marchait à sa perte, il me fit demander le huitième jour de sa maladie : je le trouvai dans son lit, sur son séant, qui respirait difficilement, à cause de sa douleur de côté et des humeurs bilieuses, glaireuses, qui encombraient les poumons et les bronches. Les chrachats étaient rares, quoique la toux fût fréquente ; la bouche était amère, et l'appétit nul. Ce malade se trouvait dans une position si critique, que je n'osais rien hasarder, je me contentai d'ordonner un vésicatoire sur le côté, et de maintenir la tisanne pectorale qu'il avait prise jusque-là; le vésicatoire dissipa un peu sa douleur thorachique, mais, comme l'oppression allait toujours croissante, son beau-frère revint me chercher le lendemain, pour le voir de nouveau. Je ne voulus pas y aller dans la crainte d'être spectateur de son trépas, je me contentai de donner douze bols, pour lui faire prendre de suite : son beau-frère se refusait à les emporter, alléguant que le malade était trop faible, qu'il ne le croyait pas dans le cas de supporter une purgation; je lui répondis qu'il n'y avait que ce moyen qui offrît de l'espoir, qu'il était perdu, s'il ne s'y soumettait pas. Il emporta donc les bols et les lui fit avaler, la purgation dura trois jours, précipitant au dehors toute espèce de matières acrimonieuses. La convalescence s'est montrée le quatrième jour de sa purgation, treizième jour de la maladie. Le sieur Bareau est parfaitement guéri, et il ne me rencontre pas sans me répéter que c'est cette médecine qui lui a sauvé la vie.

Je demanderai à mes collégues, qu'auraient fait les sirops, les loocks, les potions béchiques, incisives qu'on emploie si souvent en pareille circonstance ? Leur action serait venue échouer auprès d'un tel écueil, (cet amas d'humeur). Je dirai même que la confiance aveugle, que l'on a presque toujours dans ces remèdes, est souvent funeste aux malades, et qu'il est préférable de les évacuer.

Pourquoi, me demandera-t-on, n'avez-vous pas purgé de suite le sieur Bareau ? Je répondrai 1° que j'avais été appelé bien tard ; 2° que la maladie avait fait tant de progrès, le malade, en un mot, était dans un si mauvais état, que, hasarder des remèdes en pareil cas, c'est s'exposer à des reproches ; on est accusé d'impéritie si l'on ne réussit pas ; on ne vous tient point compte de vos bonnes intentions : le médecin, dans une circonstance aussi critique, est excusable d'abandonner le malade aux ressources de la nature plutôt que d'exposer sa réputation.

Lecteur, vous voyez que mes bols ont été couronnés de succès ! N'hésitez donc pas à les employer ; vous en tirerez le même bienfait que moi.

Je dois prévenir le public que je n'ai jamais remarqué de super-pugation avec mes bols, quoi qu'ils aient produit quelquefois cinquante à soixante selles dans deux ou trois jours, les malades s'en sont toujours bien trouvés.

La femme Ageneau, métayère à l'Etang, tempérament bilieux, taille ordinaire, maigre, âgée de soixante-huit ans, était sujette, depuis fort long-tems, à la récidive d'une pleurésie annuelle dont je l'avais guérie plusieurs fois, si bien qu'elle s'en était fait un jéu. Le 28 janvier 1822, elle m'envoya chercher pour la même indisposition : sa sécurité habituelle n'existait plus; elle ne croyait plus revenir de cette maladie, tant elle se trouvait faible et souffrait de sa douleur de côté et d'un mal de tête. La bouche était amère, la langue nette cependant, quoique aride dans son milieu et tremblottante à la pointe; appétit nul. Elle avait fréquemment des nausées et des hoquets, qui semblaient être les précurseurs de la mort. Le pouls était petit, serré et irrégulier; je voulus relever son moral par des consolations, des promesses de guérison. Ah! monsieur, me dit-elle, tant va la cruche à l'eau qu'enfin elle se brise, c'en est fait de moi! Quoique le jour fut avancé (il était midi) lorsque j'étais auprès d'elle, je lui fis prendre huit bols, ne voulant pas attendre le lendemain pour agir : la médecine opéra une heure après son introduction dans l'estomac. La femme Ageneau vomit une fois et fit un grand nombre de selles dans son lit; mais pour ne pas la fatiguer, on ne la changea de linge que le soir. Elle se trouva promptement soulagée de sa douleur thorachique, de son mal de tête et du hoquet : la nuit fut calme ; et dès le jour suivant, elle prit avec plaisir du bouillon gras et du vin. La convalescence a été courte, et aujourd'hui elle ne parle plus de mourir.

Si j'avais appliqué, snr le côté sensible de cette femme, un vésicatoire ou tout autre topique actif, ou des sangsues, comme on le pratique ordinairement, qu'en serait-il résulté ? que le premier de ces moyens, par son action irritante, aurait exalté les symptômes nerveux, que le second eût affaibli considérablement la malade, qui l'était déjà beaucoup, et que la mort s'en serait suivie de près ; l'un et l'autre ne convenaient donc pas.

Si au lieu de l'évacuer sur-le-champ, comme je l'ai fait, je me fusse amusé à combattre les symptômes ataxiques par des potions éthérées, la faiblesse eût fait des progrès, et plus tard la femme Agneau n'aurait pu supporter la purgation.

Il est un principe qu'on ne doit jamais perdre de vue ; c'est qu'il faut toujours s'assurer de l'état des splanchniques abdominaux, qu'il est toujours plus ou moins nécessaire d'évacuer au commencement de la maladie ; car, sans ces précautions préalables, les effets des médicamens qu'on emploie sont neutralisés par les parties hétérogènes contenues dans les organes abdominaux ; ce sont souvent ces matières qui tapissent les parois viscérales, qui, si elles n'occasionnent pas la maladie, du moins l'entretiennent en paralisant les effets de la nature.

Il est donc essentiel d'évacuer les malades ; les organes étant dépurés, il n'existe rien qui entrave l'action des remèdes, et l'économie animale, en en percevant facilement les vertus, peut, par une légère crise, rétablir l'équilibre de ses fonctions. On voit presque toujours la fièvre diminuer et une amélioration sensible se faire.

Cependant, je ne suis pas tout-à-fait de l'avis de quelques médecins qui veulent qu'on se purge jusqu'à extinction.

Madame Douillard, des Herbiers, âgée de quarante-huit ans, taille ordinaire, constitution bilioso-sanguine, avait joui d'une parfaite santé jusqu'au 29 juillet 1818, époque à laquelle elle fut atteinte d'une hépatite (inflammation du foie), qui passa à l'état chronique, ce qui l'avait fait beaucoup maigrir ; je l'ai vu et guéri sept à huit mois après l'invasion de cette maladie, quoique les gens de l'art qui l'avaient traité avant moi prétendissent qu'il n'y avait pas d'espoir en elle : elle est toujours restée maigre. Le 26 décembre 1821, elle fut atteinte, sans cause connue, dans les parties latérales du thorax, de douleurs rhumatismales qui se portaient, tantôt dans l'hypogastre, tantôt dans les hypocondres, dans l'épigastre, dans toute l'articulation huméro-scapulaire droite, etc..... Comme elle paraissait beaucoup souffrir, je lui fis appliquer des synapismes aux pieds, comme révulsifs, dont elle éprouva peu de soulagement. Ces douleurs lui ayant enlevé l'appétit, et la bouche étant devenue amère, je l'engageai à se purger, quoique la langue parut nette. Ses parens, ses voisines l'en détournaient, disant que c'était des gaz qui s'étaient emparé d'elle, et ils lui conseillaient de prendre le plus de nourriture qu'elle pourrait, si elle ne voulait pas voir tout son être envahi par des vents : elle répondait qu'elle ne trouvait rien de bon, que les alimens passaient difficilement, au point qu'il lui semblait avoir toujours dans l'estomac un poids de cent livres. Ces dames lui répliquaient : Ce sont des vents ; mangez ce que vous pourrez ; prenez des infusions d'anis, de tilleul, etc..... (1) Elle fit tout ce qu'on lui dit (tant le commérage a d'empire). Un mois se passa ainsi dans un malaise gé-

____

(1) Quelle est la profession la plus répandue, demandait on un jour ? *La médecine.* Pourquoi cela ? Parceque tout le monde ordonne.

néral, dans des douleurs quelquefois très-vives. Il a fallu que madame Douillard eût un exemple aussi frappant dans la personne de la cuisinière Mariette, sa voisine, dont j'ai parlé, page 33, pour se désabuser des contes qu'on lui faisait, et pour se décider à prendre une médecine. Le 27 janvier 1822, elle avala huit bols qui la firent vomir trois fois A la première, elle rendit, avec un peu de bile, et sans être digérée, la soupe qu'elle avait prise la veille ; aux deux autres, une pleine cuvette de bile porracée qui était coagulée comme des blancs d'œuf ; elle fit, dans le jour et le lendemain, trente-trois selles de couleur safran, et ses douleurs disparurent, au grand étonnement de sa famille. Elle eût, le troisième jour, ses menstrues. A leur terminaison, comme l'appétit ne reparaissait pas, et que la bouche était amère, madame Douillard prit de nouveau huit bols qui la firent vomir trois fois, de la bile consistante, en flocons et en quantité ; elle fit aussi quinze selles bilieuses et entra de suite en convalescence.

Je dois faire observer que lorsque madame Douillard prit ces bols pour la seconde fois, elle éprouvait, quand elle voulait vomir, dans l'hypocondre droit, non pas des coliques, mais une anxiété qu'elle ne sait comment caractériser ; elle ne ressentit rien dans l'exécution des selles.

Quelques personnes m'ont dit aussi avoir senti des tranchées aux premières évacuations alvines, qu'elles ont faites après avoir pris de mes bols : je leur ai demandé quelle en était la consistance ; ferme, m'ont-elles répondu.

Je saisis cette occasion pour donner une explication de ce qu'a éprouvé madame Douillard, et des coliques que les personnes ont ressenties, afin qu'on n'accuse pas mes bols de la sensibilité que l'on éprouve quelquefois.

Du moment que les matières, non-seulement dures, mais encore inégales et très-souvent couvertes d'aspérités, sortent en se détachant du lieu où elles étaient fixées pour se porter au dehors, elles cheminent sur une voie extrêmement mince et délicate (la membrane muqueuse) qu'elles irritent par leurs rugosités ; voilà la cause des coliques que l'on éprouve, cause qui ne gît donc pas dans les bols, mais bien dans la consistance et la forme des matières contenues dans les organes.

Il en est autrement avec les drogues que j'ai signalées, on reconnaît toujours leur présence, qu'elles produisent des évacuations, fermes ou liquides.

Je n'ai point vu ce qu'a vomi madame Douillard à sa seconde médecine ; mais d'après le rapport qu'elle m'en a fait, je suppose que ce sont des concrétions biliaires. Je puis dire que c'est un phénomène rare : non d'en avoir vu, au contraire, j'en ai rencontré très-souvent et en grand nombre dans la vésicule biliaire des cadavres que j'ai disséqués ; mais d'avoir connaissance qu'on en ait rendu par les vomissemens. Ce phénomène me surprend moins chez madame Douillard, qui a eu long-temps le foie fortement hypothéqué, hypothèque (affection), qui devait en effet changer la nature de la bile, que chez un sujet qui aurait toujours eu l'organe hépatique sain et en bon état.

Qu'on se rappelle ce que j'ai dit en parlant des apoplexies occasionnées par indigestion, et qu'on réfléchisse sur la position maladive de madame Douillard, on verra qu'outre qu'elle souffrait considérablement de douleurs rhumatismales, elle a été, pendant un mois, dans un état continuel d'indigestion. Contestera-t-on l'avantage de mes bols sur l'émétique dans ces maladies ? non, sans doute ; vous les voyez franchir cette masse (la soupe) qu'ils font rendre avec beaucoup de bile de diverses couleurs et consistances, tant par le haut que par le bas, et sans fatiguer sensiblement le malade.

Voici deux observations recueillies de

personnes qui ont éprouvé des coliques en usant de mes bols.

PREMIÈRE OBSERVATION.

Madame A....., des Herbiers, âgée de cinquante et quelques années, d'un tempérament bilioso-nerveux, ayant ouï parler des bons effets de mes bols, vint m'en demander dans les premiers jours de mai 1822, en me disant qu'elle était lasse de souffrir et qu'elle voulait absolument en prendre, dût-elle en mourir; qu'il y avait assez long-temps qu'elle souffrait, et qu'elle voulait mettre un terme à ses douleurs. Madame A..... était atteinte, depuis huit à dix mois, d'une diarrhée bilieuse qui lui occasionnait les tranchées les plus vives, et contre laquelle elle avait employé dans le principe les évacuans d'usage, tels que l'ipécacuanha, la manne, le séné, etc..... ensuite le petit-lait, l'eau de veau, celle de ris, dans laquelle on faisait bouillir un morceau de canelle ou qu'on coupait avec du vin rouge de Bordeaux. Elle prenait, en petite quantité, une nourriture succulente et un vin généreux, et usait modérément d'un exercice, tantôt à pied, tantôt à cheval; son dévoiement avait toujours continué malgré ces moyens assez bien combinés : elle se sentait un si grand délàbrement d'estomac, qu'elle était obligée, pour se soutenir, de prendre des alimens d'instant en instant ; le tout avait toujours été sans fruit. Cette dame me paraissant épuisée par sa diarrhée, je lui donnai six bols ; une demi-heure après les avoir pris, elle ressentit des tranchées si vives, qu'elle se roulait dans son appartement. Que croira-t-on qu'elle ait rendu ?..... Des matières noires, grumelées, ressemblant à des charbons un peu écrasés ; en un mot, de la bile cuite et en grande quantité ; elle fit sept à huit selles de cette nature et se trouva promptement soulagée. Depuis ces évacuations, la santé de madame A..... a toujours été en s'améliorant.

DEUXIÈME OBSERVATION.

M. P....., des Herbiers, tempéramment lymphatico-sanguin, âgé de quarante-six ans, ayant perdu l'appétit, et désirant se purger, s'y était préparé plusieurs jours d'avance en prenant du petit-lait : il s'y croyait d'autant mieux disposé, qu'il le rendait presque comme il le prenait.

Je lui donnai douze bols ; une heure après leur présence dans l'estomac, il ressentit dans l'abdomen des coliques assez vives et rendit par le bas et en abondance des matières volumineuses, et dès l'instant il se trouva mieux.

M. P..., fut comme madame A...., on ne peut plus étonné d'avoir fait des excrémens aussi fermes, lui qui avait rendu le petit-lait comme il le prenait.

Il paraît que le petit-lait s'était pratiqué une issue à travers les matières alvines, et qu'il sortait ainsi sans les délayer, sans les entraîner au dehors, tant elles étaient fixées aux intestins.

Il est donc bien évident, que c'est le détachement et le passage de ces matières dures, inégales sur la muqueuse intestinale, qui ont occassionné les coliques que ces personnes ont ressenties.

Le 11 février 1822, les secours de la médecine furent reclamés par madame veuve Bregeon, à la Pate, âgée de 58 ans d'une constitution bilieuse, grande, buste bien développé. Arrivé auprès d'elle, je reconnus une pleuro-pneumonie qui tendait à l'adynamie, avec les symptômes suivans : toux, expultion de sang d'un rouge obscur, oppression, voix plaintive et souterraine, fortes douleurs sus-orbitaires, teint violassé et jaunâtre, traits chagrinés, yeux mornes et qui semblaient s'enfoncer dans leurs orbites ; langue un peu tremblottante, couverte au milieu d'un limon épais, glaireux et bilieux ; ses bords secs et brunâtres ; bouche amère, point d'appétit ni soif, envie de vomir ;

pouls variable, tantôt petit, dur et accéléré, tantôt plein, mou et lent; abdomen souple ; urines jaunes, chargées ; excrémens de consistance ordinaire. Comme je l'avais guéri un an auparavant d'une pneumonie intense, compliquée, d'un fort point de côté que j'avais combattu avantageusement par l'application de plusieurs sangsues, elle voulait également s'en servir cette fois. Je lui fis observer, que les deux maladies étaient bien différentes ; que dans celle de l'année précédente, elle crachait du sang d'un rouge vif ; mais qu'aujourd'hui, celui qu'elle rendait est noirâtre, d'un vilain aspect, ce qui annonçait la dissolution de l'être. Je lui appliquai donc sur le côté sensible un cataplasme de moutarde, qui détermina des phlyctênes, et la douleur thorachique disparut. Jugeant que les organes intérieurs étaient tapissés de matières impures, ce qui les eût empêchés de sentir l'impression des remèdes que je leur aurais présenté, je me décidai à lui faire prendre huit bols ; mon attente fut couronnée d'un plein succès, elle vomit une fois et fit au moins quarante selles purement bilieuses, et rendit par la bouche un long et gros ver. Le surlendemain de cette copieuse purgation, quatrième jour de sa maladie, je la purgeai de nouveau avec six bols, parcequ'elle se trouvait encore la bouche amère, elle évacua deux fois par le haut et onze fois par le bas, c'était encore de la bile. Les organes ainsi débarrassés, devaient éprouver facilement l'action des remèdes, ce qui arriva en effet : je prescrivis pour relever les forces de la malade, une potion pectorale, avec l'acétate d'ammoniac, dont elle prenait une cuillerée d'heure en heure, de l'eau vineuse qu'elle réchauffait dans sa bouche avant de l'avaler et comme elle se la trouvait sèche, aride, elle se l'humectait par ce moyen ; elle prenait aussi quelques cuillerées de vin pur, et alternativement de la tisanne d'altæa et des consommés. L'expectoration s'établit librement , les crachemens sanguinolens, de rouillés qu'ils étaient, s'éclaircirent, devinrent muqueux, blancs et bien formés. La convalescence s'ouvrit le septième jour, et madame Bregeon reprit ses forces en peu de temps.

Comme vous venez de le voir, cette dame était dans une position critique, elle avait aussi grandement besoin d'être évacuée, mais doucement, sans fatigue, et pour cela il fallait un remède doux, approprié à son état de faiblesse ; mes bols ont rempli ces conditions.

Si on avait usé de drogues violentes, elle serait tombée dans des faiblesses, qui auraient ôté tout espoir de la sauver; si son corps n'avait pas été nettoyé, tous les remèdes qu'elle eût pris, n'auraient produit aucun bien La maladie aurait fait des progrès et la mort s'en serait inévitablement suivie.

Madame Bregeon ne pouvait croire quelle eût contracté cette maladie la veille, en allant doucement à pied, à la messe à un quart de lieue de chez elle et en revenant de même. Le matin l'atmosphère était chaude et sèche, le soir au retour elle était devenue froide et un peu pluvieuse; madame Bregeon, quoique ses vêtemens fussent peu imprégnés d'humidité, en changea en arrivant chez elle, mais il était trop tard, le coup était porté, la maladie éclata la nuit.

Vous savez ce que j'ai dit dans mon raisonnement médical, sur les péri-pneumonies, (fluxions de poitrine), page 46, que ces maladies laissent une altération profonde dans les splanchniques thorachiques; qu'on devient de plus en plus sensible à l'impression des corps qui nous environnent, et qu'elles finissent toujours par prendre un caractère adynamique (putride.) C'est ce que vous venez de voir chez cette dame.

M. Tapon, marchand à Réaumur, âgé de 48 ans, taille ordinaire, maigre, avait depuis quinze jours, la fièvre toutes les nuits, avec perte d'appétit ; il prit pour se purger un demi-gros de jalap , il évacua peu , et fut beaucoup fatigué. Le jalap lui avait laissé dans l'estomac une chaleur fort incommode , il éprouvait en outre un malaise général et la fièvre était toujours la même. Il était obligé de faire un voyage pressant pour ses intérêts commerciaux , et il n'osait l'entreprendre de peur de tomber plus malade en route ; ce qui l'ennuyait beaucoup. Témoin des bons effets de mes bols , sur Pierre Crémois , son domestique qui venait d'être guéri d'une fièvre violente et opiniâtre , il se décida à en prendre huit , qui lui procurèrent une douzaine d'évacuations alvines , et qui mirent fin à sa fièvre ; son malaise , sa chaleur d'estomac , qu'on pouvait regarder comme une gastrite , disparurent, et M. T. fit de suite son voyage avec plaisir.

Combien de praticiens eussent appliqué des sangsues sur l'épigastre de ce malade , et par ce moyen auraient déterminé un affaiblissement qui eût encore retardé le voyage de M. Tapon.

Je me permettrai de dire en passant , que c'est une calamité aujourd'hui que l'usage des sangsues : je sais qu'elles conviennent dans bien des circonstances ; mais aussi , on en abuse fortement. Je les ai employées en grand nombre sur deux maçons , (Chauvet et Mesnard.) qui avaient été meurtris, écrasés par l'éboulement d'une cave (1), le 14 décembre 1820. Mais aujourd'hui, on ne se sert que de sangsues, et partout on ne voit que sangsues: pour une simple indisposition, on vous tire jusqu'à la dernière goutte de sang (2) et les poumons privés en grande partie de leur nourriture (le sang.) tombent dans l'inertie; vous restez long-temps pâle, pour ne pas dire toujours, sans force; vous êtes plus sensible à l'impression des corps extérieurs: aussi les pleurésies, les catarrhes, les pneumonies. (fluxions de poitrine.) s'emparent facilement de vous: on vous guérit en apparence, mais peu d'années, après vous passez à la phtisie pulmonaire, je veux dire que vous devenez poitrinaire. Vous êtes fort étonné d'être dans un si mauvais état, vous ne savez à quoi l'attribuer; pensez aux applications réitérées de sangsues, que l'on vous a faites, et vous trouverez en elles la cause du mauvais état de votre situation. J'ai déjà

---

(1) Ces deux maçons, sont depuis ce temps, parfaitement rétablis et jouissent de toutes leurs facultés.

(2) On vous dira que le sang se régénère : comment peut-il se régénérer, quand on vous tient à l'eau chaude et à la diète.

des preuves de ce que j'avance, et si les chauds partisans de ce systême ne se modèrent pas, les exemples en deviendront bien plus multipliés : l'avenir nous l'apprendra.

Je borne là, le nombre de mes observations, il est entièrement inutile de les multiplier pour faire ressortir les avantages que mes bols ont sur les autres purgatifs ; ils sont assez connus. D'aillenrs la meilleure preuve qu'on puisse en avoir , c'est d'en user et par ce moyen , on pourra juger de leur efficacité, et de la supériorité, qu'ils présentent sur les autres remèdes de la même nature.

Le Gouvernement, en adoptant mon remède pour le service des hôpitaux et des ambulances à la suite des armées, trouvera dans ma découverte plus des trois quarts d'économie : 1° parce qu'il faudra moins d'employés de toutes classes; 2° parce qu'il faudra une bien moindre quantité de drogues, pour le traitement des malades. 3°. Parceque ces bols sont plus portatifs et qu'ils peuvent se conserver plusieurs années en les tenant dans un lieu sec, 4°. Parceque bien loin d'aggraver les maladies , ils les dissipent au contraire très-promptement.

*Observations communiquées par plu-
sieurs médecins, sur l'efficacité de
mes bols lénitifs.*

Du Boupère, ce 28 février 1822.

Mon cher collégue et ami,

Voici les observations que j'ai faites
jusqu'à présent sur l'emploi de vos bols.

Une femme agée de 33 ans environ,
tempéramment limphatique assez prononcé, sensibilité nerveuse développée, mère
de trois enfans, fut atteinte d'une fièvre
quarte, dans le courant du mois d'août
dernier ; ce ne fut que deux mois après
l'invasion de cette maladie, que voyant
son état empirer, elle reclama les secours
de la médecine. Outre la fièvre quarte,
dont les accès se renouvellaient périodi-
quement et avec violence, tous les trois
jours, je trouvai une altération bien pro-
noncée sur les viscères abdominaux. (Le
foie et la rate.) En outre, un épanchement
d'eau dans la capacité du bas ventre,
jointe à une infiltration générale des jambes et des cuisses, avec bouffissure au vi-
sage. dans cette fâcheuse circonstance, le
premier objet à remplir semblait être,
d'arrêter d'abord le cours de la fièvre,

seule cause de tous les désordres dont j'étais témoin , ce que j'obtins assez facilement par l'administration du quinquina, précédé des évacuations que reclamait l'état des premières voies ; et de préparer en même temps le système gastrique a reçevoir l'impression de ce fébrifuge par excellence. La fièvre passée, les moyens d'en prévenir le retour à la semaine paroxistique employés, je crus devoir diriger mes vues sur l'épanchement du bas ventre, et l'infiltration cellulaire des extrémités abdominales, qui n'étaient qu'une suite de la collection d'eau dans cette capacité. Sans perdre de vue les avantages de tout le système des forces vitales, je crus devoir aussi recourir à des moyens qui pouvaient avoir une action directe, sur le système des voies urinaires. Je mis, en conséquence, la malade à l'usage des boissons diurétiques différemment modifiées, du vin scillitique, et de quelques poudres stomachiques. Par l'usage de ce genre de médication, les forces s'améliorèrent sensiblement, mais l'épanchement du bas ventre, sans faire de progrès, ne diminuait pas, quoique les urines coulassent plus abondamment que de coûtume ; il y avait déjà un certain temps que la fièvre était passée, je ne craignais plus alors la semaine paroxistique, que j'avais laissée par derrière, ni l'effet des purgatifs sur le retour de la fièvre : je fis usage de vos bols purgatifs, qui produisirent des évacuations abondantes de sérosités teintes d'une couleur jaunâtre ; le ventre en éprouva une diminution sensible, deux jours après, j'en répétai l'administration, dont les effets furent aussi avantageux ; enfin en raison du succès que je semblais obtenir de ce moyen, j'en usai ainsi jusqu'à cinq fois différentes. Les accidens diminuèrent sensiblement, les urines avaient repri leur cours abondamment, l'épanchement n'était plus sensible au toucher ; au bout de trois semaines, l'infiltration des jambes et de la figure avait disparu. Je fortifiai continuellement la nature par quelques toniques appropriés, par l'exercice autant que la malade pouvait en prendre, par des frictions sèches sur les différentes parties du corps, un régime analeptique, en un mot par tous les auxiliaires qui peuvent concourir avantageusement au but proposé. Avec ces moyens différemment combinés, la malade a recouvré une santé, qui, pour se consolider, a encore besoin du concours de la belle saison prochaine.

Sans vouloir accorder tout le succès de cette cure aux bols purgatifs, on ne peut cependant se dissimuler la grande part qu'ils y ont eu, et on ne peut qu'encourager leur administration dans une semblable circonstance.

La seconde observation, est d'un enfant de deux ans, d'une assez bonne constitution. Pour changer une direction vicieuse de la lymphe vers la tête, je lui fis prendre un bol lénitif, il produisit deux à trois vomissemens, sans le fatiguer et autant d'évacuations alvines parmi lesquelles se trouva un ver lombric.

La troisième, est un enfant de six ans ; atteint d'une fièvre catarrhale gastrique, je lui fis prendre trois bols qui ne produisirent aucun effet ; la fièvre ne laissa pas cependant de se dissiper.

Au moment où je vous écris, j'en ai administré à plusieurs autres, sur lesquels je me propose de faire quelques observations. On peut dire en général, qu'ils ne produisent pas un grand mal aise, ni une forte anxiété sur le système gastrique pendant leur effet.

Je vous salue de cœur, etc.

J. MERLET.

P. S. Depuis que j'avais signé ma lettre, j'ai eu occasion d'administrer de vos bols à plusieurs personnes chez lesquelles, ils ont produit leur effet purgatif d'une manière avantageuse, et sans fatiguer sensiblement les malades.

M.

Montaigu, le 12 avril, 1822.

Mon ami,

La lettre que tu m'as fait passer, pour un des médecins de cette ville, lui a été remise, le jour même qu'elle m'est parvenue. à cette époque il n'avait point encore fait usage de tes bols, je l'ai su, par madame veuve Pineau, à qui tu en a donné pendant ton séjour ici ; elle s'en est parfaitement trouvée, elle a vomi deux fois, rendu un ou deux vers, et été quatorze ou quinze fois à la selle très-copieusement ; enfin, de souffrante et languissante qu'elle était depuis plus de six mois, elle se porte actuellement très-bien. Il est à remarquer, que le remède a fait tant de choses sans que malade se soit préparée, et quoiqu'elle ait peu bu, le jour qu'elle l'a pris.

La femme de Gendreau, sabotier, voisine de la dame veuve Pineau, était malade depuis longtemps, et à peu-près dans le même état qu'était cette dernière ; elle a pris avant hier dix de tes bols qui ont fait

des merveilles., elle a vomi une fois sans effort, rendu un très-gros et long ver et de la
bile en grande quantité, et tellement épaisse; qu'on l'aurait coupée avec un couteau;
le lendemain elle allait encore à la selle.

Moi, j'en ai pris vingt dans deux jours de
suite, je n'ai point vomi, ni rendu de vers,
mais j'ai été bien des fois à la selle.

Ma domestique qui depuis longtemps
avait des tournoiemens de tête et des douleurs dans toutes les parties du corps, en
a pris, et tout a disparu.

Enfin, son fils, jeune homme de 16 ans,
apprentif cordonnier, avait été obligé de
cesser son travail, par suite de maladie; il
était devenu maigre, son teint était pâle
et livide, son estomac ne pouvait rien
supporter ; le peu qu'il prenait était à
l'instant rendu. On le traite pour poitrinaire ; je lui ai donné huit de tes bols, il a
vomi, rendu des vers, etc... Dès le surlendemain, il a repris son travail, il mange
bien, son estomac fait bien ses fonctions.

Voici, mon ami, les observations que
j'ai recueillies jusqu'à ce jour, sur les effets de tes bols.

CHARRIER, Notaire.

Bazoges, le 29 avril 1822.

Monsieur et ami,

J'ai deux observations à vous commu-

2

niquer sur l'effet de vos bols. Je les ai administrés au nombre de sept, à un jeune homme, âgé de dix-huit ans, atteint depuis longtemps d'une anasarque, avec un léger épanchement dans l'abdomen ; ce jeune homme est d'une très-faible complexion, et son état de langueur, qui dure depuis long-temps, l'a jetté dans la plus grande faiblesse ; une demie heure après avoir pris ces bols ; il a ressenti de la chaleur à l'estomac, sans envie de vomir, bientôt quelques borborygmes se sont fait sentir ; et ont entrainé cinq à six selles copieuses. On a remarqué dans la première une pelote de dix vers lombrics : dans une autre sept, et dans le restant de la journée, il en rendit quatre autres. Il n'a eu aucun vomissement, pas même de nausées. Le lendemain il se trouvait un peu mieux, je continue à le voir, mais c'est un si mauvais sujet, qu'il n'y a guères de guérison à espérer, malgré les bons effets de vos bols.

Je les ai donnés au nombre de neuf, à un homme de trente-six ans, atteint depuis sept à huit jours d'une colique bilieuse ; il m'a fait dire qu'il n'avait jamais été si bien purgé ; et sans augmentation de coliques, il n'a eu que deux vomissememens ; dès le lendemain il a repris ses travaux et son appétit est revenu comme à l'ordinaire.

Voilà, monsieur et confrère, tout ce que

j'ai à vous dire de satisfaisant sur votre heureuse composition ; j'attends tous les jours le cas convenable, pour en faire l'application.

Votre dévoué serviteur et ami,

Alex... DUPAIRRAY.

Pouzauges, le 10 avril 1822.

Mon cher collègue et ami.

J'ai employé vos bols sur six individus de différens âges ; ils m'ont réussi au gré de mes désirs, en purgeant de la manière la plus douce et avec abondance, et certes, mon intention est bien de les employer à l'avenir, parceque je crois que, dans bien des cas, ils auront l'avantage sur nos potions purgatives ordinaires, *médecines douces*.

Quant à la propriété vomitive que vous leur accordez, ma confiance n'est pas la même, je ne l'ai pas encore reconnue ; mon doute est grand à cet égard, et même de difficile explication pour moi ; l'expérience seule pourra me convaincre ; attendons et nous jugerons.

Votre tout dévoué, etc.,

Roy, Chirurgien.

Aux Essarts, le 9 mars 1822.

Monsieur et ami,

Déjà j'ai employé vos bols sur plusieurs personnes, avec des résultats un peu variés, il est vrai ; ce que j'attribue à la différence des tempéramens et des maladies, et voici ce qu'en somme, je pense de leur action.

Je prends pour sujet un individu dans la force de l'âge, et doué d'une bonne constitution; chez un semblable sujet, vos bols administrés à faible dose, au nombre de 6 ou 7, par exemple, ne produisent qu'un effet peu sensible. Pour bien apprécier toute l'étendue de leur action, il faut au moins, en porter la dose jusqu'à 10 ou 12; alors la scène change, et l'on voit tout-à-coup, le malade faire plusieurs selles assez précipitées, quoique peu douloureuses; éprouver en même temps des nausées, et par fois, vomir abondamment; ils agissent jusqu'ici comme tous les éméto-cathartiques, et voici en quoi ils en diffèrent et doivent leur être préférés : les malades auxquels on les a administrés, tombent dans une abondante diaphorèse (transpiration) occasionnée par la secousse générale qu'ils impriment à l'économie, et qui les rends propres à combattre les affections rhumatismales chroniques, contre lesquelles je les ai employés avec beaucoup de succès.

Agréez, Monsieur et confrère, l'assurance, etc,

Jaud, D. M. P.

Fontenay, le 10 juin 1822.

Monsieur et ami,

Vous me demandez quels effets produi-sent vos bols; je vous répondrai que tous ceux, qui, dans ce pays, en ont pris, s'en sont trouvés parfaitement. Ils disent qu'ils n'ont éprouvés aucun dégoût, en usant de votre remède; qu'il ne les a pas fatigués et que leur fièvre a disparu. Vous me deman-dez, en outre, comment est la santé de la bonne femme Buord, et de madame Begaud; l'une et l'autre sont parfaitement guéries; elles ont vomi chacune deux ou trois fois, et été par le bas, dix-huit à vingt fois.

Boidet, qui était hier à la maison pour enlever mes effets, m'a dit que, au centre des Herbiers, la réputation que vos bols s'é-taient acquise par leurs bons effets, faisait des progrès rapides.

Voilà à peu-près, mon bon ami, tout ce que je puis vous dire à ce sujet.

Votre très-dévoué, etc,

BEGAUD.

Réaumur, 12 juin, 1822

Monsieur et ami,

J'ai vu beaucoup de persounes, à qui vous avez distribué de vos bols, avant votre départ; ils font partout un effet merveilleux, et pour mon compte, je m'en trouve admirablement. Ceux qui ont besoin d'être évacués, le sont abondamment. A-t-on besoin de vomir? on vomit. Ces bols sont un remède qu'on emploie journellement; il y a beaucoup de facilité à les prendre; ils n'ont aucun mauvais goût; on avale cela comme des fraises. Ils détruisent et font rendre les vers; coupent toutes les fièvres, rendent l'appétit perdu, et la santé qui était chancelante; à leur application les [illegible] grands maux de dents, je ne finirais pas, si je vous racontais tout le bien que ces bols ont fait : il va venir un moment où vous ne pourrez point en fournir assez, car leur réputation s'accroît de jour en jour, et avec une grande célérité, c'est dans ce pays-ci, un remède tout-à-fait à la mode, et on n'en emploie plus d'autres, tant qu'on peut se procurer vos bols. C'est une précieuse découverte, pour soulager la pauvre humanité.

Votre ami, etc,

Audé, Notaire.

Les Herbiers, (Vendée) le 20 avril 1822.

Monsieur et confrère,

Vous me demandez qu'elles sont les observations que j'ai faites, sur l'effet des bols
que vous m'avez donnés; les voici : j'ai eu
occasion de les employer, sur six de mes
malades; le premier était atteint d'une pleu-
rodynie; comme il y avait beaucoup de
chaleur à la peau, que ces douleurs de côté
étaient très-vives, et le pouls dur, je crus
devoir lui faire appliquer 15 sangsues sur
le côté, ce qui lui fit beaucoup de bien, en
lui enlevant entièrement ses douleurs. La
fièvre continuant, et la bouche étant amère,
pâteuse, et la langue très-chargée, je lui fis
prendre dès le lendemain 10 de vos bols,
qui produisirent un bon effet; le malade
vomit deux fois, rendit quatre vers par la
bouche, et une quantité prodigieuse de
bile, tant par le haut que par le bas, ce qui
le mit à même de vaquer à ses travaux ordinaires, dès le surlendemain.

Le second sujet, est une fille de 12 ans,
qui, depuis 3 ou 4 mois, avait une fièvre
intermittente bilieuse; ayant entendu parler de l'effet de vos bols, elle me dit quelle
en voulait, et quelle ne prendrait rien
autre chose, je lui en donnai 6, qui la
firent vomir une fois, et produisirent 10 à

12 selles, très-copieuses, dans lesquelles elle rendit plusieurs vers; lorsque je retournai la voir, elle me dit qu'elle ne voulait rien prendre, et qu'elle était guérie.

Le troisième sujet, est un homme d'environ 50 ans, d'un fort tempéramment, ayant une fièvre quotidienne, se plaignant de violens maux de tête, depuis 8 ou 10 jours; il avait la langue saburrale et se sentait des envies de vomir, chaque fois que la fièvre augmentait; je lui donnai 9 bols, qui le firent vomir une fois seulement, mais en grande quantité, et de la bile extraordinairement épaisse; il fut 3 ou 4 fois par le bas, rendit encore beaucoup de bile, et une pelote de vers, qui en contenait plus de 150.

Le quatrième est une fille de 24 ans, d'un tempérament fort et robuste, ayant une maladie cutanée; après l'avoir préparée, pendant 2 ou 3 jours, avec le petit-lait et le bouillon aux herbes, je lui donnai 10 bols, qui ne produisirent aucun effet.

Les deux derniers sujets, sont M. T....... et son fils, qui, comme le deuxième malade, ont voulu prendre de vos bols, d'après leur renommée, j'en ai donné 10 à l'un, et 8 à l'autre; ils ont produit des évacuations fort abondantes, tant par le haut que par le bas, a et ont fait rendre 10 vers à l'un, et 3 à l'autre.

Il paraît que, outre leur vertu purgative, ils ont encore celle d'être vermifuge et fébrifuge. Je pense qu'à toutes les fois qu'il n'y aura pas de contre-indication pour empêcher d'évacuer abondamment, ils produiront toujours un bon effet. Voilà, monsieur et ami, les remarques que j'ai faites sur l'application de vos bols.

LETELLIER.

P. S. J'oubliais de vous dire que mon épouse, les trouvant plus agréables à prendre, qu'une médecine noire, en a pris 8, qui lui ont fait beaucoup de bien, en lui faisant rendre quantité de bile jaune et verte, et un ver de dix-huit pouces de long.

L.

Mortagne, 5 mai 1822.

Monsieur et collègue,

J'ai fait prendre de vos bols à plusieurs personnes, hommes, femmes, enfans; je les ai donnés avec le succès que je m'en promettais; une fois seulement, ils ont procuré 1 ou 2 vomissemens; mais leur propriété purgative me paraît bien plus marquée. Les malades ont quelques fois rendu des vers. Je pense que toutes les fois que des simptômes gastriques existent, toutes les fois que des cathartiques, ou même des émeto-cathartiques sont indiqués, on peut, avec assurance, employer vos bols, surtout quand les simptômes inflammatoires d'une phlegmasie locale aigüe, ne prédominent pas. Je n'en ai point donné plus d'une douzaine, pour la dose d'un purgatif, et il n'y a jamais eu de super-purgation.

Voilà, monsieur, le témoignage que je rends, avec plaisir, à la vérité, et je crois que ces bols peuvent remplacer, avec avantage, tout autre cathartique, dans des cas analogues, d'indication à purger.

J'ai l'honneur d'être, etc.,

HULLIN, D. M. M.,

Maire de Mortagne, etc., etc.

APPENDICE.

UN MOT SUR LA FIÈVRE JAUNE.

Un fléau a ravagé l'année dernière plusieurs contrées de l'Espagne ; c'est la fièvre jaune.

Voici comment s'exprime M. Cailliot, docteur en médecine, etc., auteur d'un traité sur la fièvre jaune : ouvrage couronné par la société de médecine de Bruxelles et adopté par le ministère de la marine pour les colonies françaises.

La fièvre jaune, n'est dans le principe qu'une fièvre méningo - gastrique contagieuse d'un très-mauvais caractère.

Ne nous en laissons point imposer par son invasion subite, sa gravité, la rapidité dans sa marche, sa terminaison funeste ses complications avec d'autres maladies, et surtout avec les symptômes nerveux : ne sait-on pas que la fièvre bilieuse est susceptible d'une infinité de nuances, depuis l'embarras gastrique le plus léger, jusqu'à l'irritation la plus violente, promptement suivie de l'altération gangreneuse des organes gastriques, comme l'observa Sydenham dans le choléra - morbus épidémique de 1669, commme Stoll et Finck l'ont constaté dans quelques fièvres bilieuses.

Dans un autre passage du même ouvrage, il dit : l'autorité de tous les praticiens, qui ont observé la fièvre jaune, vient à l'appui de mon opinion sur son caractère éminemment gastrique ; car ils conviennent qu'il existe à des dégrés plus ou moins marqués.

M. Cabanis (1) a dit : « Que de tous les organes essentiels, le cerveau, considéré comme réservoir commun de la sensibilité paraît être celui qui partage le plus vivement et le plus promptement toutes les dispositions de l'estomac, toutes les impressions dont ce viscère est susceptible de recevoir ».« Stoll (2) a remarqué que dans les fièvres bilieuses, les affections de la tête provenant du vice de l'estomac et des intestins, étaient plus graves et plus douloureuses que celles qui étaient produites par un vice du cerveau lui-même ». Ailleurs ce médecin dit qu'il y a un mal de tête, qui accompagne presque toutes les maladies bilieuses ; il semble au malade que sa tête va se fendre (3). Le même auteur et Sydenham, ont vu la frénésie dépendre d'un embarras gastrique ; et céder à l'administration des vomitifs suivis d'une évacuation de bile abondante.

Monsieur Cailliot dit : lorsque la fièvre a une issue heureuse, c'est le plus ordinai-

---

(1) Rapport du physique et du moral de l'homme, t. 2 p. 508.
(2) Médecine pratique, t. 2, p. 89.
(3) *Idem*, t. 1 p. 26.

rement par une diarrhée modérée de matières bilieuse, qui survient du cinquième
au septième, ou du septième au neuvième
jour, avec remission, moiteur générale à
la peau, urines plus abondantes.

En terminant son intéressant ouvrage,
il s'explique ainsi : lorsqu'on est appelé
dans le début, et c'est là seulement, que
l'on peut espérer de réussir, comme l'ont
remarqué Devèze, Pugnet et autres, car,
l'issue dépend de la promptitude des premiers soins. L'indication la plus pressante,
s'il y a embarras gastrique, sans douleurs,
est d'évacuer l'estomac, de rétablir l'équilibre; dans cette circonstance, l'ipécacuanha
est avantageux.

L'emploi des vomitifs, si avantageux en
Europe, dans la fièvre bilieuse, ne produit
pas les bons effets qu'on semblerait devoir
en attendre, si l'on avait égard qu'au caractère de cette maladie; et aux avantages
qu'ils procurent dans ces sortes d'affections;
mais en se rappelant qu'il s'agit ici d'une
irritation gastrique, portée souvent au plus
haut degré dont elle est susceptible, on ne
sera plus surpris d'apprendre que le tartrate de potasse antimonié (émétique) ne
fait qu'ajouter à l'intensité des accidens;
il augmente le spasme, l'irritation, rend
les vomissemens plus fréquens, plus douloureux; loin de produire, comme dans
nos pays septentrionaux, une détente salu-

taire, il accroît l'orgasme, la sécheresse de la peau et la concentration des forces dans le système gastrique. Les secousses qu'il provoque ne sont pas générales; elle semblent bornées à l'estomac, sur lequel les spasmes se concentrent d'autant plus, que les efforts du vomissement ont été eux-mêmes plus considérables.

Les seuls cas où les vomitifs peuvent être employés sans aucun danger, et même avec beaucoup d'avantages, c'est tout-à-fait dans l'invasion; avant la manifestation des accidens; au premier malaise; lorsque l'irritation et les douleurs n'existent point encore, ou sont très-légères; que les vomissemens n'ont point encore paru; qu'il n'y a pas beaucoup d'érétisme; c'est alors que les vomitifs conviennent, qu'ils peuvent tout à-fait enrayer la marche de la maladie; mais leur emploi exige une grande prudence, et tous les médicammens de cette classe, ne sont pas également propres à cette indication. L'ipécacuanha mérite incontestablement la préférence; il fatigue moins les malades; ne produit pas une irritation aussi vive; laisse moins d'accablemens que les préparations antimoniales.

Lind est persuadé, que c'est en expulsant de l'estomac les miasmes contagieux, et sans doute aussi en imprimant une secousse universelle, en favorisant la solution du spasme, qui tend à se fixer sur les organes gastriques, en intervertissant l'ordre vicieux des mouvemens; en prévenant l'irritation, ou en la déplaçant lorsqu'elle commence, et qu'elle a encore la mobilité qui permet d'en obtenir une résolution facile.

J'ai vu plusieurs fois le malaise, l'inappétence, l'anorexie, de légers maux de tête, et d'autres symptômes, que l'on peut prendre pour les prodromes de la fièvre jaune, céder à l'administration des vomitifs; je m'en suis toujours bien trouvé, en les employant ainsi dès le début, associés aux adoucissans, légèrement laxatifs.

On doit se rappeler les désagrémens que j'ai signalés, résultant de l'usage de l'ipécacuanha et les accidens qu'il est susceptible d'occasionner, mes bols sont encore dans cette maladie (fièvre jaune), préférables, sous tous les rapports, à l'ipécacuanha : 1°. Ils évacuent doucement par le haut, et par le bas, ainsi que je l'ai dit, et comme j'en ai donné des preuves; 2°. ils poussent à la peau et aux urines; fonctions qui sont presque toujours supprimées dans cette maladie; car, tous les gens de l'art qui ont été témoins de la fièvre jaune, disent que les malades ont la peau sèche et les urines rares.

Vous avez vu plus haut, que les malades qui échappent à la fièvre jaune, le doivent fréquemment à une diarrhée bilieuse, à une moiteur générale de la peau, à des urines plus abondantes qui surviennent du cinquième au septième, et du septième au neuvième jour, de la maladie.

Ne comptez pas toujours sur de pareils efforts de la nature, elle est trop souvent impuissante. Votre espérance serait déçue; car cette maladie vous emporte souvent dans deux ou trois jours. Mes bols présentent ces avantages? profitez-en de bonne heure!

Dans le rapport présenté à son Exc. le Ministre, Secrétaire d'état, au département de l'intérieur, par la commission médicale envoyée à Barcelone, signé par MM. Bally, François, Pariset; on n'y voit point que ces messieurs prescrivent un traitement contre la fièvre jaune, qui a moissonné des milliers de personnes à Barcelonne, et à Barcelonnette; ils ne parlent que des ravages de cette effroyable maladie; pour tout traitement et pour toute cure, j'ai vu page 23 de ce rapport, que, deux français furent atteints de la maladie (fièvre jaune). L'un se purgea fortement et fut guéri; on ne sait ce qu'est devenu l'autre : on présume qu'il est mort. Voilà un exemple bien frappant de la nécessité de se purger, dès le début de la fièvre jaune; exemple qui vient à l'appui de l'indication de MM. Caillot, Dumeze, Pugnet et autres.

FIN.